終結
慢性疼痛

美國、加拿大脊骨神經醫師
黃如玉◎著

史上最有效的脊骨健康書

推薦序一

「預防勝於治療」是現代醫學的目標

亞洲大學講座教授、前衛生署長　楊志良

國內健保的支出，每年在「疼痛」相關的毛病上，都花費相當龐大的數字。而對於「疼痛」的治療，現階段國人的就醫模式，大多仰賴上醫院、吃藥、打針，嚴重者則需要開刀動手術，除了民眾的身心煎熬之外，同時也產生許多額外的醫療開銷；與其期待「藥到病除」，「預防勝於治療」應該更是現代醫學所追求的目標。

在公共衛生的教育上，預防醫學的推廣是一個非常重要的環節，目的不僅為了提升民眾的健康知識，更期盼能夠透過培養良好的生活習慣，促進全人健康與社會環境，改善民眾的生活品質。近日政府所推動的「國民健康操」，也是相同的立意，鼓勵民眾養成運動的習慣，進一步建立正確的健康觀念。

在醫學的領域當中，除了目前國人所熟悉的西醫和中醫之外，在歐美各國也有十分普遍盛行的「脊骨神經醫學」，專門處理脊椎、骨骼、關節和肌肉方面的問題。脊骨神經醫學的理論強調人體本身的自癒力，當身體平衡後，自癒力自然能夠提升，疼痛也能迎刃而解。現代人因為忙碌的生活步調，使得慢性疼痛的發生率極為普遍，其中最主要的關鍵之一，就在於「疏於保養」，過於精緻化的飲食、超時的工作、缺乏運動、壓力過大、再加上睡眠不足，很容易就造成全身痠痛的毛病。

黃如玉醫師是我在「台灣大學醫療機構管理研究所」的學生，她在回國之前，就已經取得美國及加拿大的脊骨神經醫師執照，並曾在加拿大多所醫療機構執業。她用淺顯易懂的文字，簡單的檢測方式，以及很實際的案例，仔細闡述了可能造成「慢性疼痛」的來龍去脈；第一章詳細的說明了疼痛和生理結構之間的關聯、疼痛的感受，並且用簡單的問卷，讓讀者可以自我檢測可能造成疼痛的原因；第二章則清楚的介紹了國人目前還不太熟悉的「脊骨神經醫學」以及理想中的醫病關係，值得讀者們參考；第三章和第四章是很實用的章節，強調從「生活中做起」，改變過去舊有的壞習慣，不需要花太多的時間、金錢，就可以減緩長年的慢性疼痛。

全方面健康照護的觀念，已經成為了全世界醫學的趨勢；生活中的大小細節，都有可能引發或是避免疼痛；這本《終結慢性疼痛》是一本兼具理論與實用性的醫學保健好書，其中所提出的具體保健方針，不只適合在疼痛中的人閱讀，也適合健康無痛的人，在疼痛發生之前做好預防保健的工作，讓大家學會善待自己的身體，徹底遠離病痛。

推薦序二

疼痛是上天給的禮物

壢新醫院 復健科主治醫師
聯新國際健康會館 特約醫師
林頌凱

我的工作與疼痛為伍，我的工作是幫患者擺脫慢性疼痛；隨著臨床經驗累積，我對於慢性疼痛的觀念慢慢改觀。慢性疼痛像是一道旋轉門，反反覆覆，開開關關；患者不管試了多少的偏方，看了多少名醫，運氣好的時候可能會舒緩個幾天，運氣不好的時候連一點效果都看不到；花了好多時間，花了好多金錢，該做的都做了，不想做的也勉強自己了，但疼痛就像揮不去的陰霾，讓人生只剩下黑白？

疼痛的感覺令人不舒服，慢性疼痛的生活更是不好過，就只想要過一個「免於疼痛」的生活，為什麼連這樣的基本權利都是如此的困難？

「只要可以不痛，花多少錢我都願意！」我常常聽到患者這樣說。

「醫生，我聽你的話，開始改變生活方式了，為什麼還是不會好？」也有患者這樣問我。

運氣好一點的患者，會這樣告訴我：「醫生，經過這段時間的治療以後，疼痛是改善很多了啦。但是，它就是沒有完全好，是不是就是『ㄟ好未完全』？」

花了好久的時間，我才慢慢的了解：原來，疼痛是上天給的禮物。

「疾病是人的本質，它唯一的目標，就是讓我們變得完整。當我們重新學習症狀的語言，聽它說話，就能了解我們缺乏什麼，進而轉化疾病，邁向療癒的道路。」這段話出現在《疾病的希望》一書，我曾經對著這段話深思許久。當身體出現疼痛，會讓我們的察覺力、注意力、和大部分的精力都關注在疼痛的症狀上，我們的生活、情緒、學業或工作、人際關係便會因此受到很大的干擾。為了要讓我們回到正常的生活，所以要趕快把疼痛給去除，所以「去除疼痛」就等於「去除干擾」，於是便開始了一連串的對「痛」抗戰，希望可以用最快、最簡單、最有效的方式達到目的。

然而疼痛是內在的，是我們與生俱來的，是身體自我保護的機制。疼痛的症狀就好比在大樓裡的火災監測器，當它響起來的時候，代表屋子裡冒起了濃煙，我們要做的事情是趕快把失火點找到，並且及時的撲滅，而不是趕快把警鈴給關掉。人體的警示系統當然比大樓的警示系統精細很多，它會用各種不同的症狀來提醒我們身體已經失衡，提醒我們要讓自己回到平衡的位置，讓身體的自癒力啟動，讓身體恢復健康。

一直存在的慢性疼痛，背後的意義就是告訴我們身體的失衡狀態一直沒有解決，我們一定還有什麼沒有照顧好的，我們應該更用心才是！

認識黃如玉醫師是在健康節目的錄影時，從她的言談中可以感受到她是一位心思細膩又盡心盡責的良醫。而在閱讀這本《終結慢性疼痛》的文稿時，更是讓我由衷感嘆她居然可以將這麼複雜的問題，以如此條理分明又面面俱到的方式呈現，真的可以看出她的用心。

我在這本書裡獲益良多，希望也可以和有緣的你分享。

推薦序三

找回自癒力，遠離疼痛

資深醫藥記者
《中國時報》採訪中心主任記者　張翠芬

根據中央健保局統計，門診醫療支出前二十大疾病中，和疼痛有關的毛病就佔了五大項，包括椎間盤突出或下背痛、肌肉軟組織、挫創傷、退化性關節炎、扭傷、拉傷等造成的疼痛，每年健保花費的醫療支出十分可觀，民眾身心飽受疼痛折磨、跑醫院、無法工作的勞動損失，更是難以估算。

「唉！人老了難免這裡痠，那裡痛！反正就是一天過一天！」身邊不少朋友、長輩，總是叨念著，身體大大小小的病痛，按摩、熱敷、貼藥布、吃止痛藥……該用的方法都用了，還是不行，就只能認命——跟疼痛和平相處。真的只能這樣嗎？加拿大脊骨神經醫師黃如玉提出有效的打擊疼痛策略，從姿勢的調整、運動、飲食、改變生活作息，一步步遠離疼痛的糾纏。

我從小就有脊椎側彎的問題，也曾長年飽受慢性疼痛的困擾，工作又需常埋頭趕稿，四處奔波，一天下來，腰痠背痛，脖子、肩膀又痠又硬，經常得靠痠痛貼布應急，有時還會牽引出嚴重頭痛，非得吃止痛藥不可。跑醫藥新聞之後，深深了解疼痛絕不能靠止痛藥、痠痛貼布，一定要找出真正的原因，對症處理。我開始學瑜伽、氣功等伸展運動，也學著放慢生活步調，肩頸僵硬痠痛不再如影隨行，但每當工作一忙，老毛病難免又犯。

和黃如玉醫師相識多年，一開始是採訪關係，後來她成了我的健康諮詢對象。黃如玉醫師人如其名，說起話輕輕柔柔，幫人調整脊椎的手法輕巧。她看人好像有「透視眼」般，從一個人簡單的行為舉止，馬上可以看出「你是不是走路會不自覺偏一邊？」、「是不是鞋底一腳磨損的比較多？」、「穿裙子或褲子，裙頭、褲頭會一直往一邊跑？」我點頭如搗蒜，脊椎側彎老毛病，竟然被她一眼就看穿。

原來，很多慢性疼痛就是在生活中日積月累形成的，黃如玉醫師在這本書中提出按部就班、解決疼痛的方法，還強調一個重要的概念：「世界上最好的醫生，其實就住在你的身體裡！」運動可以為身體製造「快樂荷爾蒙」，正向思考、說出鼓勵人、為自己加油的言語，身體的自癒力也會提升；一週選一天「蔬果日」，讓自己的腸胃休息一下。當生活作息、情緒、環境、飲食各方面達到全然的平衡，自癒力即可完整的發揮。如果你正身受慢性疼痛困擾，或是你想預防疼痛上身，看了這本書，健康就能掌握在自己的手中，向惱人的疼痛說bye-bye！

作者序

給陷在疼痛中的你

黃如玉

歷經了兩年多的時間，終於把《終結慢性疼痛》完成了！會想要寫一本和「慢性疼痛」相關的書，應該要從我進入「脊骨神經醫學」這個領域開始說起。

起初會認識脊骨神經醫學，是因為十多年前在多倫多發生的一場車禍，造成了身體多處的受傷和疼痛，而開始接觸了這門很獨特的醫學。因為自己切身的經歷過，從病人慢慢轉換成醫師的角色，對於許多人殷切期盼能夠克服疼痛的心情，我也能夠深刻體會。

直到如今，知道我曾經受過傷的讀者或是學員們還是經常會關心的問我：「妳當初的車禍有沒有留下後遺症？還會不會痛？」其實，要能夠完全遠離疼痛，還是要從生活中做起，即便當初的受傷都已經痊癒了，身體依舊會因為曾經的創傷印記和習慣，不時又冒出來痛一下，時間久了，就會形成難以克服的「慢性疼痛」。

有些人和我一樣，是因為過去創傷所造成的慢性疼痛，而更多的人，是由生活當中不小心忽略掉的細節，例如：姿勢、情緒、飲食、睡眠、運動……等因素，逐漸耗損掉身體原有的自癒能力，因而產生的疼痛，這一類型的疼痛，深深影響了現代人的生活。曾經有熱情的讀者很認真的跟我說：「腰痠背痛、全身到處都痛應該要排上文明病的第一名！」

的確，在推廣預防醫學和脊骨神經醫學這麼多年後，每每在演講或是私下聚會的場合中，幾乎所有人最關心的，都還是「疼痛」，大家都很想知道：

「身體為什麼會痛？」

「怎麼樣可以不要痛？」

「我的疼痛會好嗎？」

「疼痛多久會好？」

「疼痛會不會永遠都不會好？」

太多人關心這些問題，太多人想知道克服疼痛的答案，所以我把回來台灣這幾年，所看到的一些常見的慢性疼痛歸納出來，希望能夠幫助更多人找到疼痛的根源，用最正確的方法，解決長年疼痛的困擾。

有些讀者會跟我說：「道理我們都知道，要放鬆、要多做運動、要早點睡，可是沒時間、沒辦法啊！」

聽到了大家的難處，我特別將這些方法歸納簡化成最簡單、最方便，不用花太多時間就可以實踐的方法，提醒大家在生活中就可以注意的小細節。我經常在部落格或是學苑裡聽到網友或是學員們反應，在開始改變走路時的用力方式、或是開始嘗試某些伸展後，疼痛就大有改善；我所建議的方法真的不難，只在於你願不願意從現在開始做起而已！

這本書雖然寫了兩年，不過難免有疏漏或是不周全之處，還請各方賢達多多指教。而這本書的完成，我要特別感謝所有在「躍翰健康學苑」裡提供我寶貴意見的學員們，看到你們一天天慢慢的進步，是我繼續在台灣推廣「脊骨神經醫學」最大的動力；當然還要謝謝網友、讀者、聽眾們一直以來給我的支持，讓我可以繼續的寫作下去；還要謝謝必涵、馬丁，以及我所有的好朋友們，無論在開心或低潮，都始終陪伴在我的身邊；最重要的要感謝我最愛的爸爸、媽媽、大姐、二姐，永遠在我的身後支持我想做的事情。最後，將一切感恩和榮耀歸給天上的父，謝謝上帝！

目錄 Contents

Part 1

疼痛到底是什麼？

科技的進步雖然延長了人類的壽命，卻沒有同時減少慢性病症的發生。反之，還因為生活型態的轉變，使得更多的人提早感受到疼痛，甚至要學習跟疼痛相處一生。

從踏入了醫學的領域之後，就覺得造物主真是奇妙，也覺得生命真的是很短暫而渺小。隨著醫學、科技的進步，現代人的壽命得以被延續的愈來愈久。根據調查指出，二〇一五年國人的平均壽命為八十．二歲，而女性比男性還更長壽，平均壽命為八十三．六二歲，打破了過去的長壽紀錄。然而可惜的是，雖然看起來，生命被延長了，但是生活裡的喜悅、樂趣，似乎沒有隨著歲月的增添而延續。最主要的原因，就是因為有更多的人，是活在「慢性疼痛」當中。

老了就一定會全身痠痛嗎？

第一次看到藍媽媽，除了看到她彎腰駝背的身影之外，她每一個步伐甚至講話，都顯得吃力。

「妳是我最後一線希望，如果還是沒辦法，我就放棄了……」她拿出一大疊過去的生病紀錄、使用過的輔具、看過的醫生名單，有點負氣似的一個個擺在我面前。「我看過復健科、骨科、中醫，還去上瑜伽課、做運動……但是卻愈做愈痛，隔天根本起不來。很痛啊，也沒辦法睡，以前年輕的時候想說，等孩子大了，退休了，我就輕鬆了，可以到處玩，可是誰知道身體會變得這麼差，根本哪裡也不能去。」

藍媽媽像許多我曾經遇過的長輩們一樣，長年被身體的疼痛困擾著。步入中老年的他們，在年輕的時候為了生活、為了家庭付出了畢生的精力，卻沒有照顧好自己的健康，當身體有警訊的時候，也沒有正視身體所做出的抗議，於是隨著歲月的累積，在年紀慢慢更長之後，各式各樣的毛病一個個冒出來。

我們平時最常看到的慢性疼痛，雖然好發於中老年人身上，不過近期似乎在年齡上有漸漸下滑的趨勢。這裡所指的「慢性疼痛」，廣義的包含身體上下裡外的不適，例如頸肩疼痛、頭痛、腰痠背痛、下肢痠麻、頭暈、慢性疲勞、長期情緒低落、精神不易集中、過敏、胃痛、腰痛、腸胃道不適、便祕、骨盆腔疼痛、生理痛、經前症候群、下半身水腫、內分泌失調等。最令人感到挫折的是，許多問題好像沒有辦法根治，或是找不出「病因」，當原因不明的時候，除了挫折感之外，那深深的恐懼感，擔心自已是不是要一輩子與疼痛為伍，或是擔心身體裡是不是有更嚴重的病變，只是還沒有被發現而擔憂害怕，使得心裡的負擔更加沉重。

如果真的要找出所謂的「病因」，簡單的說，幾乎都和生活作息脫不了關係。現代人們生活的方式和型態，跟一百年前的人類有很大的差異，科技的進步，許多發明讓我們的生活變得很方便，卻也同時製造了許多「文明病」。

舉例來說，現代人的生活，因為有了電腦和網路，買東西可以透過網路，就可宅配寄送到府，原本被迫一定要出門購買民生必需品的活動，已便利到只需要在電腦前用一隻手指頭按下滑鼠的按鍵而取代。除了活動機會大量減少之外，整個社會脈動大環境的改變，許多人長期被學業、工作的競爭和壓力壓得喘不過氣來，下班下課之後，不能夠遵行古人「日出而作日落而息」的生活型態，反而要挑燈夜戰，犧牲睡眠時間，為了爭取在學業上、工作上更突出的表現，還有更多的人，即便有休息的時間，大腦還是停不下來，晚上睡得很不安穩，甚至要倚賴藥物才能夠一夜好眠。

這些生活上的改變，使得愈來愈多的人開始漸漸出現不知名、找不出原因的「慢性疼痛」，這些不知名的不適感，通常在初期階段只是偶發性的不舒服，到後來才會變成長期的症狀，一開始，我們最常感受到的就是時不時的頭痛、頭脹、關節痠痛、肌肉僵硬、背部緊繃、長期疲勞、下肢水腫等，而當這些慢性疼痛愈加嚴重時，經常會影響到腸胃道的健康，進而出現反覆性的胃痛、腹脹、腹瀉、便祕等症狀。

這些惱人的問題，如果可以直接吞幾顆藥丸而解決倒還容易，困擾的是，在醫院做完繁複的檢查之後，報告卻顯示一切都正常，或是會發現一點點輕微的異常反應，但應該不至於造成這麼嚴重的不適感，所以通常醫師會開立一些處方，先減緩你的疼痛；可是，有多少人是拿了藥不吃、或是吃了幾次，覺得藥物效果不彰，還造成其他的副作用，就不吃了、或是開始擔心自己真正的問題其實還沒被找到？

「慢性疼痛」的五大型態

有愈來愈多的人長期被這些不知名的疼痛困擾著，而年齡層也有逐年下降的趨勢。我根據諮詢的經驗，整理出最常由日常生活中疏忽所衍生出的「慢性疼痛」的五大型態：

長期發炎型——
吃誘發發炎反應的食物，造成腸道敏感，同時啟動免疫反應

這一類型的疼痛在各年齡層都有可能出現，剛開始疼痛的感覺會集中在腰背部或是下肢，像是「痠痛」的感覺，而不舒服的頻率一般來說只會間歇性的出現，或是出現在一天當中的某個特定時段，例如早上剛起床時或是下午四、五點快下班時；這些不舒服感之所以經常會被忽略，是因為通常只需要讓身體動一動或是休息一下，痠痛感就會消除。最典型的情況是，這一類型的人腸胃都會比較

差，常常吃完東西後，腸胃容易感覺不舒服，或是經常性的伴隨著腹脹、悶痛、便祕或是拉肚子……等問題。

有許多人問我，為什麼肚子每天都鼓鼓的、脹脹的，或是經常都是「咕嚕咕嚕」的在脹氣，如果用功能性醫學的角度，也就是從身體功能運作的完整程度來看，這些擺脫不掉的脹痛感，其實是身體在發炎的一種警訊。這一類型的發炎不是我們一般認知的「紅腫熱脹」發炎現象，而是指身體因為長期被環境和食物中的抗生素、荷爾蒙、農藥殘留、重金屬等毒素消耗後，所啟動的免疫反應所產生的發炎現象，而也因為身體裡的免疫系統長期都跟這些毒素在「打仗」，其實也消耗掉了身體裡許多的「能量」，慢性的痠痛疲累感自然也就隨之找上身了！

睡眠障礙型——

晚上的睡眠品質差，淺眠容易醒，白天常感到疲憊

根據台灣睡眠醫學會的國人睡眠品質調查，全台大約有四百八十萬人有程度不一的睡眠障礙，包括難以入睡、淺眠、失眠、睡到一半容易驚醒、早晨起床後精神還是很差、沒有飽足感等。長時間的睡眠障礙，會引起慢性的頭痛、頭脹、頭暈、肩頸痠痛、注意力難以集中、記憶力減退等症狀。

有一位才三十多歲的女性，頭痛、頭脹的問題已經困擾她十多年了，也就是說她從大學還沒畢業就開始出現這些疼痛的徵兆，她表示當時是為了準備考試，連續幾個月都熬夜讀書，沒想到順利畢業後，睡眠卻出現嚴重問題；晚上睡不好，白天自然不會有精神，長久累積下來，不但肩頸痠痛，皮膚變得粗糙，生理期也紊亂沒有規律性，更嚴重時，會感覺全身無力，似乎怎麼睡都睡不飽；週末偶爾和朋友們相約去騎腳踏車，她返家之後，腰部和大腿會持續痠痛到一、兩個星期之久。

睡眠品質不佳或是睡眠時間不夠，都會讓身體應有的抵抗能力或是恢復能力變差；睡眠障礙的問題是因為生活中的某個環節，例如生活作息的不規律、壓力、負面情緒，或是身體的不舒服使得睡覺翻身時感到疼痛而醒來……等因素，擾亂了身體進行修復的睡眠時間，當身體無法藉由睡眠休息，順利的進行應有的「修復工程」時，就會讓身體在起床時，停留在疲憊的狀態；而白天一整天的工作和壓力還是需要去面對，使得身體長期的「消耗」和「修復」不成比例，就會形成慢性的疼痛問題。

缺乏運動型——
肌肉局部僵硬缺血，骨質疏鬆變形，體力大不如從前

社會型態的改變，使得多數人長期都處在運動量不足的狀態下。美國在二〇〇〇年所公布的飲食建議中，特別慎重的將運動量放在維持健康的重點項目之一，而且所建議的運動量，是成人一天至少三十分鐘、兒童一天至少六十分鐘，中等強度的活動量。

長期缺乏適度的運動，對於肌肉、骨骼、協調平衡和心肺的功能都會有很大的影響。很多人早上九點進公司就開始忙碌到晚上七、八點才下班，有時回家吃頓飯、看看電視，有時和家人朋友聚餐，一天就過掉了！幾乎都沒有安排時間讓自己好好動一動，只偶爾在週末假日時，到郊外走一走；更多的人在假日時，還是待在家裡看電視及補眠。所以很多人，幾乎從開始工作之後，都是以一年一公斤的速度在增胖，等到衣服褲子穿不下時，才赫然發現原來自己跟學生時代的體重相比，竟然已經多了十幾公斤！

許多人想藉由運動來瘦身維持健康，可是缺乏動力，加上容易感到疲倦，爬樓梯走路也容易喘，只要久坐，腰就開始隱隱作痛，有時候會覺得肩膀很沉重，最後自己下了結論，就是「老了」，而這樣的結論，也等於是宣告自己放棄想要運動的目標。

姿勢不良型——肌肉失衡缺乏彈性，還會引起局部肥胖

姿勢不良所引發的疼痛幾乎是現代人的通病，尤其現在很多的小朋友提早發

育，功課壓力又大，很容易產生姿勢不良的問題。例如，背書包的方法或是寫功課的姿勢不對，都會讓小朋友從小就養成不良的習慣；而出社會之後，辦公桌椅的擺設或是提東西、搬東西的習慣，甚至是鞋子的選擇，生活中許多的小小細節，都有可能讓你的肌肉處在長期失衡的狀態下。

我看過一個女孩子，因為從小習慣性的駝背，成長過程中也沒有被改正，到了三十多歲時，駝背的姿勢已經相當嚴重。除了體態不好看之外，也影響了她走路的樣子，甚至胸口經常覺得悶悶的，上背部、肩頸部位也會持續性的痠痛。而且因為上班的關係，她每天都必須在電腦前坐一整天，然而日積月累的不舒服感，使得她現在只要坐著超過兩小時，就會覺得上半身很不對勁；去醫院，醫生也檢查不出原因。

相信許多人都有意識到姿勢不良所帶來的疼痛，可是最難改變的就是「習慣」，長期仰賴電腦、電話、手機等工具，習慣用肩膀夾電話、或是斜著眼睛、歪著頭看螢幕，這些姿勢不僅會衍生出局部肌肉肥厚、肥大的問題，還會讓慢性疼痛偷偷找上你，甩也甩不掉！

情緒干擾型——肌肉骨骼關節和腸胃道都是體內情緒的垃圾桶

情緒的起伏會影響到身體的健康，所謂「傷心」或是「心痛」，都是指情緒低潮難過的時候「心」會難受。其實，情緒和壓力，對於身體的消化系統也有直接的影響，例如有些人在考試前、上台演講前就會肚子痛或是腹瀉、有些人壓力大的時候就會暴飲暴食、大吃大喝，而有些人在失戀時則會吃不下、沒有食欲，這些都是身體即刻反應的一些症狀；當這些症狀成為慢性的情緒問題時，身體中的肌肉就會莫名的僵硬緊繃，尤其在上頸部和頭頂的位置；簡單的說，當身體需要找「發洩情緒」的出口時，幾乎都免不了會落在肌肉骨骼和腸胃道系統當中。

當你長時間有頸痛或是頭痛，伴隨著腸胃道的不適時，可能你的問題正來自於「情緒」。我看過許多在工作事業上有非凡成就的人士，因為有一些潛意識裡解不開的「覺知」，例如罪惡感、愧疚感、被需要感、認同感等很深層的情緒問題，而對自己訂定了很嚴格的目標，給自己莫名的壓力。在外人眼裡覺得他應該沒有什麼好擔憂的煩惱，也不需要把自己的生活安排得如此緊湊，可是這些來自於內在的自我期許壓力和負面情緒一直無法有效的釋放，就會出現長期頭痛、頸痛或是經常性的腸胃道發炎等現象。這一類型的人最常被診斷為「自律神經失調」，所以也被歸類為需要長期服用藥物的族群。

代謝失衡或遺傳引起的疼痛
關節病變型——

除了生活當中因為疏忽小細節或是習慣所造成的慢性疼痛之外，還有另外一種類型的疼痛是源自於「關節病變」，也讓許多人長期被困擾著。我會單獨的將這類型分別出來說明，因為關節病變的根源問題並不來自於生活當中錯誤的方式，而是因為代謝失衡或是遺傳基因所引起；這類型所產生的慢性疼痛，並不亞於因為錯誤的生活方式所引發的疼痛，我在之後的章節也會陸續做詳細的說明。

依症狀找出你的疼痛源頭

當你已經長時間處在疼痛的狀態下，無論是偶發性、間歇性或是持續性的頭痛、頸痛、背痛、腰痛、腹痛、胸痛、手痛、腳痛等任何型態的疼痛，也嘗試過許多的方法，效果卻都有限，疼痛的原因就有可能源自於上述所提到的五大類型。接下來的問卷，可以協助你找到生活中造成慢性疼痛的源頭，要克服討人厭的疼痛，最重要的就是把問題「連根拔起」，當問題的源頭被找到之後，才能夠「對症下藥」地解決問題。

以下的選項（P30～P31），勾選到最多的區塊，就是目前引起疼痛的最主要原因，其次依勾選的多寡順序排序。例如：在「睡眠障礙型」有六項符合你目前的情況，「長期發炎型」有五項、「缺乏運動型」有四項、「姿勢不良型」和「情緒干擾型」各有三項，那表示你現階段最需要修正的就是睡眠的問題、再來是飲食習慣，而後為運動，最後再處理姿勢和情緒的問題。

不過，無論是哪一個區塊，當你在任一區塊勾選了三項以上，都代表你的生活在那個疼痛因素當中，是處在「失衡」的狀態。因為失去了平衡，影響了身體原有的「自癒力」，才會讓身體開始求救，進而產生慢性的疼痛。

疼痛是身體失衡的求救訊號

「疼痛」這件事非常的主觀，雖然現代醫學很努力的想要讓疼痛可以具體化、量化，但疼痛依舊是一種很個人的感受：沒有人可以理解你有多痛，除了你自己以外。

用科學的角度來說明疼痛，可以從神經傳導的角度開始，會感受到「疼痛」的感覺，需要透過身體裡的神經傳遞「疼痛訊息」，大腦接收到這個訊息之後才

疼痛檢測表

長期發炎型

- □ 經常外食，三餐中有兩餐吃外面，已經很少在家裡開伙煮東西吃
- □ 排便時間不固定，或是需要很用力、在廁所待很久才能順利排出
- □ 有所謂的「過敏體質」，天氣變化時呼吸道、皮膚等處都會特別敏感
- □ 經常感冒、咳嗽、流鼻水、鼻塞，或是習慣用嘴巴呼吸
- □ 容易冒痘痘、長粉刺
- □ 經常腹脹、拉肚子
- □ 長期服用藥物
- □ 傷口恢復的時間很慢，或是被蚊蟲叮咬的紅腫處要好幾天之後才會消退

睡眠障礙型

- □ 不管睡多久，早上起床還是會感到很疲倦、覺得都睡不飽
- □ 起床後會覺得身體很僵硬或是痠痛
- □ 睡覺時很難找到舒服的姿勢
- □ 晚上睡得很淺，一點點聲響就容易被吵醒
- □ 已經換了各式枕頭、棉被、床墊，都還是覺得不舒服
- □ 不容易入睡，要在床上翻來覆去很久才能睡著
- □ 白天精神容易分散，專注力很難集中
- □ 記憶力變差，容易忘東忘西

缺乏運動型

- ☐ 體重有每年穩定攀升的趨勢
- ☐ 已經很久沒有運動了
- ☐ 有電扶梯的地方就不會爬樓梯，偶而爬樓梯就會喘
- ☐ 拿東西、轉瓶蓋或是扭毛巾……等動作，會覺得愈來愈沒力氣
- ☐ 平衡感不太好，經常會絆倒或是踢到東西、常常扭到腳
- ☐ 最後一次去郊外接近大自然已經是三個月前的事情
- ☐ 柔軟度不佳，彎腰、蹲下都很吃力，或是彎腰、蹲下後起身很吃力
- ☐ 每次運動完之後，接下來幾天全身都會感覺痠痛

姿勢不良型

- ☐ 上班時數長，而且幾乎都在同一個姿勢下工作
- ☐ 下班後最喜歡的就是窩在沙發上看電視
- ☐ 脖子前側或是後側有一條以上明顯的橫褶紋
- ☐ 習慣翹腳，無法持久端正坐好、坐正就會覺得不自在
- ☐ 皮包習慣背在左肩或右肩，否則就會覺得重心不穩或是背帶一直滑落
- ☐ 睡覺習慣蜷縮著，身體像蝦子一樣捲起來
- ☐ 經常被人糾正，提醒你不要彎腰駝背
- ☐ 走路會不自主的內八或是外八，或是覺得自己走路「怪怪的」

情緒干擾型

- ☐ 經常在忙碌工作或是朋友聚會後，回到家會感到空虛或無力
- ☐ 經常作惡夢，例如被追逐、考試寫不出來……等緊張不愉快的夢
- ☐ 心情很容易受到天氣影響，例如下雨天、天氣變冷就容易感到煩躁
- ☐ 每天都覺得很忙碌、時間不夠用，卻經常忘記自己做了哪些事
- ☐ 容易焦慮、緊張、擔心、煩躁
- ☐ 愈來愈沒有耐心，容易心浮氣躁發脾氣
- ☐ 覺得世界上沒有人了解你，經常有孤獨感
- ☐ 自我要求高，希望每件事情都能夠做到完美

會做出相對的反應。意思是說，疼痛本身是身體需要幫助的求救訊號，從遠端請大腦做出反應來協助身體的各個區塊能夠完整運作的機制，如果沒有訊息的傳遞，身體的其他區塊就得不到足夠的資源，也就無法進行身體自己療癒的能力。

而身體為什麼需要求救？這和身體失衡有關係。我們身體的機制，需要三個大面向的平衡來維持，包括化學層面，例如荷爾蒙的調節、酵素的分泌、腺體功能的轉換……等；以及物理層面，例如脊椎的位置、肌肉的力量、關節的活動度……等；還有情緒層面，生活中喜怒哀樂的平衡、壓力的釋放、情緒的控制……等；當這三個大面向的其中任一環節出現了「失衡」的狀態，彼此之間就會相互的支援合作，試圖維持身體的正常運作，但是當失衡的情況愈來愈嚴重的時候，身體就會發出更明顯而強烈的求救訊號——疼痛，來尋求更多的支援，機制的正常運作才能得以維持下去。

許多人因為生活壓力大，漸漸的能夠體會「生理影響心理，心理影響生理」這個現象。生理和心理之間的關係，解釋了情緒層面和化學及物理層面之間的對

身體平衡機制的三大面向

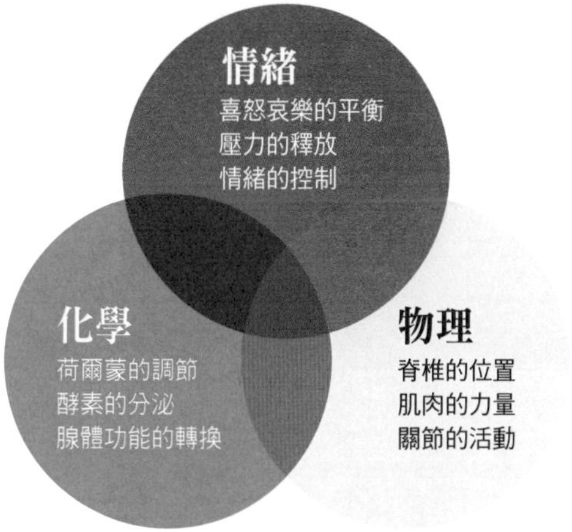

情緒、化學和物理層面相互影響。

應關係，而大家比較不清楚的可能是，化學和物理之間也會有相互影響的連動性，對於慢性疼痛的產生，如果能夠找出最根本的來源，對於疼痛的改善才能夠真正的「對症下藥」。

有一位事業很成功的人士，長年為頸痛所苦，痛到後來，只要有人介紹他什麼方法有效、或是看到相關報導，他都把自己當成白老鼠，無論吃的或用的，中醫、西醫、復健、推拿，或打的、拍的、扭的、拉的方式，他都來者不拒的勇於嘗試，但還是無法徹底擺脫頸痛。而長期被疼痛困擾的他，睡眠品質自然不好，也連帶影響了白天的作息，總是依賴大量的咖啡來提振精神，惡性循環之下，身體的新陳代謝逐漸變差，體重卻愈來愈重，脾氣也變得暴躁，對旁人失去耐心，人際關係也逐漸出現問題。

當我看到他的時候，就生理結構的變化來說，他的頸部並沒有受到嚴重的破壞，雖然有些微的退化情況，但應該不至於造成他所描述的疼痛感。而從他的生活型態來看，他最大的問題，就是「身體失衡」，過高的自我期待、超時的工作、心裡不願意停下來休息的抗拒，使得他在疼痛的感受度上遠遠超過一般人所能承受的，所以劇烈的疼痛使他落入了這個很難跳脫出的惡性循環，失衡的情況也難以重新平衡。

想擺脫失衡的惡性循環，或是根本不要讓自己有機會掉進這樣的惡性循環中，我們必須知道，當身體開始求救的時候，千萬不可以輕忽，因為當「問題」開始發生，你不去理會它，疼痛只會愈來愈劇烈，愈來愈嚴重，也許不是在同一個層面顯現出來，但是身體一定會為了維持平衡而尋求協助。

當然，因為疼痛感非常的主觀，相對也會有許多因素改變每個人對於疼痛的感受度，例如情緒、睡眠品質、對於疼痛的專注力……等。舉例來說，有些小朋友跑跑跳跳，手或腳上常常撞到瘀青，當你問他什麼時候撞到、怎麼撞到的？他記不得，也不太感覺疼痛，因為在撞擊的當下，他的專注力是聚焦在好玩的事情上面，所以雖然在受傷的當下應該是疼痛最明顯的時刻，他反而不太有感覺；而有些人，尤其經常在長輩的身上看到，因為長期累月的疼痛，生活中又有來自不同原因的負面壓力，即便只是一點點的不舒服，都有可能被擴大解讀成很嚴重的疼痛，就他自覺的感受上，的確是讓他感受到巨大的疼痛感，只是旁人可能無法理解，覺得老人家自怨自艾或是無病呻吟。這都是和疼痛的感受度在程度上的不同有關。

疼痛的自覺感受——現象vs.症狀

因為疼痛程度非常的主觀，使我們經常掉進一個迷思，就是身體有「疼痛」才代表有問題，而且愈痛代表問題愈大，「不痛」則是沒問題，所以身體的健康好壞，是由疼痛發生的頻率、程度、範圍等因素來判斷。

雖然現在我們知道，「疼痛」是身體在失衡狀態下所發出的求救警訊，為了尋求更強大的支援來維持身體的正常運作。但其實「疼痛」本身和身體的健康好壞，沒有直接對應關係，而是自覺性的疼痛感來決定疼痛程度到底有多劇烈，這些疼痛的反應，則是由許多外在或是內在條件而影響。

以牙痛為例子，很多人都不太喜歡看牙醫，因為很害怕看牙醫時鑽子的聲音和器具碰到牙齒時產生的敏感疼痛，其實牙齒最外圍的琺瑯質很堅硬，對於牙齒的保護機制很完整，所以除非蛀牙已經嚴重到影響周遭神經或是發炎，可能很多人根本沒有感覺。但是有些人的牙齒特別敏感，明明很重視口腔衛生了，而且檢

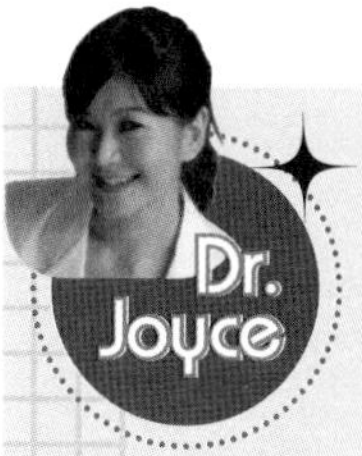

疼痛的種類

肌肉痛：疼痛的感受比較表淺，範圍較廣，通常按壓得到疼痛的點，有些人甚至會覺得按壓的時候還滿舒服的。常見的呈現：劇烈運動後、大掃除過後、搬完重物後肌肉過度使用後的疼痛。

關節痛：在某些特定的姿勢下出現的疼痛，痛的感覺比較深，不在特定角度時，疼痛感不會那麼嚴重；很難按壓到痛的點，通常要過好幾天才會慢慢改善。常見的呈現：落枕、閃到腰、扭傷。

骨頭痛：很多人都擔心自己骨頭有問題、骨頭受傷，其實，一般覺得「骨頭痛」的感覺都是來自於骨頭周遭的組織，包括韌帶、肌腱、筋膜等，也就是骨頭周邊的軟組織所產生的疼痛感，不是真的來自於「骨頭」的疼痛。

內臟痛：相對於骨骼關節肌肉系統裡疼痛神經的敏銳程度，內臟裡的疼痛神經是比較不敏銳的，這也是為什麼很多人腸胃道的內壁有潰瘍、肝臟發炎、癌症腫瘤等，所對應的症狀卻不會有太多「疼痛」感，而需要透過相關的血液篩檢或是影像檢查才能夠被發現。換句話說，平日的定期健康檢查，對於早期發現「隱形病變」來說，是相當重要的！

查後的牙齒也都很健康，卻還是要買「舒緩敏感痠痛」的特效牙膏，就是因為神經的傳導太敏銳，只要吃東西、喝冰水就會刺激到傳達疼痛感的神經，所以即使牙齒本身沒什麼問題，卻還是經常感到「痛」。

因為疼痛的變因太多也太主觀，處理「疼痛」這件事情，對於現代醫學來講，是一門需要「藝術」的課題。目前現代醫學的範疇主要在於處理症狀的治療，也就是說，需要有生理結構上的破壞，才能夠用科學的方式來解釋疼痛的根源。我經常看到許多人已經出現僵硬、痠痛、緊繃……等「現象」，可是去照X光片或是抽血檢查，卻顯示一切正常，沒有嚴重的問題，所以對於疼痛也束手無策。但是當身體的求救訊號不被理會，只好愈叫愈大聲，疼痛就由偶發性的疼痛變成持續性的疼痛，由輕微的疼痛變成劇烈的疼痛，由一般的疼痛變成「慢性疼痛」。

疼痛是身體的求救訊息

「慢性疼痛」找上身，是需要好長一段時間來「醞釀」的。如果將疼痛用一個量度的光譜來看，通常當身體開始出現失衡的狀態，會先在「功能」上出現一些現象，也就是偶發性的不舒服，例如偶而的頭痛、暫時性的痠痛、天氣冷熱劇烈變化時身體會僵硬……等等；在這個階段，相關的醫學檢查仍無法驗出有嚴重的結構變化，也就是還「找不到問題」。而因為失衡的情況沒有得到回應，身體開始發出更「大聲」的求救訊號，所以疼痛的頻率會增加、程度變得更痛、疼痛範圍變得更廣，或是擴及到其他的層面，引發其他相關的症狀，例如焦慮、不安、憂鬱、失眠、亢奮或是腸胃道的不適、呼吸不順、經期紊亂、心悸……等不明原因的症狀。但即使已經產生了這麼多不舒服的症狀，醫學上的檢查有時依舊無法說明確切原因，所以患者經常被判斷是精神上壓力所導致，而以抗憂鬱錠、鎮定劑、消炎、肌肉鬆弛……等的藥物來做治療。

這些藥物對於疼痛的減緩的確會有一定程度的效果，前面有提到，身體產生

疼痛的光譜

輕微的現象，偶爾疼痛休息一下就好。	疼痛頻率變多、疼痛程度加劇，痛兩三天才會好。	每天都很痛，到處看醫生，結構已經有變化：長骨刺、退化。

疼痛是一種求救的警訊，當你將這個訊息的傳遞阻斷的時候，大腦得不到求救的訊息，自然會減緩對於疼痛的覺知。可是，當藥效退了，訊息的傳遞又重新恢復後，身體一樣繼續在求救，所以疼痛還是會回歸到原來的感受上，繼續同樣的惡性循環。

當身體功能性的問題沒有被處理，時間一久，就會衍生成結構性的問題，也就是身體撐不住了，所以開始有結構性的破壞。最常見的例子，就是關節退化，當關節在受力上已經失衡時，承受重量的機制就會改變：當壓迫變嚴重之後，就會形成骨刺，讓關節可以有更多的受力面積可以承受重量，於是關節的空間變窄，活動度減少，僵硬的情況也就更加嚴重。到了這個程度，醫學檢查就可以很明顯找出疼痛的位置，但在時間上，卻已經延宕很久了。

這也說明了為什麼許多人會將「退化」和「老化」畫上等號，退化的形成是需要時間醞釀的，需要身體功能上的不足和疲乏，進而衍生成構造上的變化和破壞。初期的現象，因為不夠具體，很容易被當作微不足道的小毛病而忽略，尤其當身體的問題無法被現代醫學精確的指出原因時，更容易讓人輕忽疼痛對身體造成的威脅。

隨著現代醫學的進步，更多精密儀器的發明和創造，使得許多「人」的問題，反而需要藉由「機器」來告訴我們答案，也因此讓我們忽略了「人」的感受。疼痛的產生，是讓我們驚覺身體需要幫助的訊息。其實，身體裡面住著一個最優秀、最能發揮療癒能力的醫生，只是當我們忽略疼痛或是習慣用藥物抑制疼痛的時候，這個與生俱來的能力也就被挾制住了，而這個最有療癒能力的醫生就是我們的「自癒力」。

自癒力——世界上最有效最好的醫師

前面提到，身體在初期失衡所產生的疼痛，多半會以輕微的間歇性疼痛開始，才會讓我們在生活當中忽略了疼痛對於健康的影響。我們的身體其實有一個充滿智慧的機制，就是身體自我療癒的能力——自癒力，這個機制會在身體失衡的時候被啟動，嘗試以各種方式讓身體繼續正常的運作，必要的時候，身體的各個層面的反應——無論是化學的、物理的或是情緒的——都會盡力協助身體失衡的部分，進而減低及療癒疼痛。

但是當這個機制不停的受到干擾或是挑戰時，問題就會持續發生，疼痛的程度、頻率和範圍皆會加劇，身體的自癒力也會逐漸消耗殆盡。所謂「自癒力」，就是身體自行修復療癒的能力，這個能力是與生俱來的，是上帝賜予的禮物，也是世界上最好的醫生。

自癒力的療癒工程

在加拿大時，有一天姊姊三歲的女兒在雪地裡跌倒，膝蓋處擦破了一點皮、周遭也有點淤青，姊姊幫她處理傷口時，一碰到水，她就痛得大哭，嚷嚷著說要去醫院。姊姊有點哭笑不得的對她說：「痛痛不用去醫院，自己會好。」

在小朋友的認知中，受傷、生病了，就要去醫院看醫生；長大後就會知道，輕微的小傷口、瘀青、甚至小感冒……等，都是「自己會好」，這就是「自癒力」。而身體所倚賴的也就是我們自行修復的能力，以現代醫學的其他用語來說，就是「抵抗力」、「免疫力」，我們身體有足夠的能力來抵抗任何不屬於身體該有的物質，以維護正常的功能運作，也有啟動免疫力來對抗毒素、病菌等的能力，而這些總括的說，都是身體自行修復、療癒的能力。

有些人在流行性感冒的季節裡，一定會跟著流行來回感冒好幾次，就表示這個人的抵抗力比較差。而有些人，每天精神奕奕而且很少生病，無論同一個辦公室裡多少人感冒，他總是可以全身而退，還活蹦亂跳，就代表他的身體很強壯，抵抗力很好。為什麼有些人的自癒力可以很旺盛、而有些人卻三不五時就會生病感冒呢？

自癒力要能夠完整的發揮，需要身體各方面的配合；神經系統有效率的傳遞訊息，使大腦提供足夠的資源給身體各個部位，進行所需要的療癒工作。其實我們的身體每天都在進行修復的工作，因為我們每天都會接觸到使身體損壞的來源，包括食物和環境中的毒素、負面的壓力、錯誤的姿勢、污染的水質、過度疲勞等，自癒力在白天辛苦的工作著，使身體維持在健康可運作的狀態，而到晚上，自癒力就像電池需要充電，透過休息與睡眠讓身體的修復工程得以完全。當自癒力能夠發揮到完整極致的時候，身體像是「金剛不壞之身」，就不怕外來物質的侵襲，可是如果自癒力被限制住，或是耗損的電力無法充電時，自癒力負荷不住，身體自然就會頻頻出狀況。

有些人被蚊蟲叮咬，或是摔傷、紅腫的傷口要很久才能癒合，就是因為自癒力不夠完整的關係；以外在的傷口來看，我們可以很清楚的理解這個概念。當身體內部出現傷口，就是當身體裡化學、物理或是情緒層面出現失衡時，如果自癒力不夠完整，也會需要很長的時間才能夠讓傷口復原；以此類推，如果每天消耗的遠比補充的來得更多更快，身體始終無法好好的被療癒，求救的訊息自然會愈來愈嚴重，也就衍生出慢性的疼痛。

慢性疼痛的產生，最大的殺手就是身體自癒力透支，消耗掉身體所有可以代償和週轉的機制，當自癒力不停地在運轉而來不及補充的時候，就會疲乏到無法繼續運作，而持續出現莫名的症狀。

當疼痛發生的時候，我們需要的是啟動身體的自癒力，讓這個世界上最好的醫生來進行療癒的工作。從疼痛的光譜上來看，當初期有一些間歇性、輕微的疼痛時，就要意識到身體需要幫助，察覺身體的需求，找出疼痛的根源，並且從生活中找到抑制自癒力可以完整發揮的原因。當這些原因被排除的時候，身體的自癒力就被啟動了！

如果問題已經嚴重到自癒力無法支撐時，就必須尋求專業醫師的協助，以復健或用藥等方式，來解決並改善疼痛的問題。但真正在進行療癒、復原工作的，還是身體內部的能力，才能夠恢復真正的健康。根據這樣的邏輯來看，與其說醫師所扮演的角色是「治療」，還不如說是幫你在外部包紮傷口，讓身體能夠更有效率的進行內部的療癒工程。

影響慢性疼痛感受的機制

身體要能感受到「疼痛」，就必須要有產生痛感的組織及物質，透過神經系統當中傳導「疼痛」的機制，將訊息告知到大腦。

我再拿牙痛舉例，當牙齒嚴重蛀牙時，牙醫師通常會採取根管治療，就是所謂的「抽神經」，把傳遞疼痛訊息的神經破壞掉，牙齒就不會有疼痛感，但是也失去了原本身體可以提供的資源，所以牙齒會變得脆弱，需要更小心的保護。當我們在服用止痛藥的時候，也是減少身體對於疼痛的敏銳度，以達到減緩疼痛的效果。

身體裡傳達訊息的機制，是需要藉由神經、脊髓（spinal cord）、神經疼痛接受器和神經傳導物質，才能夠將訊息順利的傳遞到大腦。其實，不僅只有疼痛的訊息需要這個傳導的機制，所有的感受，包括溫度、觸摸、震動、搔癢各種感覺，也都需要一定的「神經路線」做傳導。

過去，科學家一度認為這些神經路線就是在身體裡走自己的特定路徑，像公車路線一樣，從身體的各個部位通過神經、再經過脊髓到達腦部；後來，科學家經過更多的研究發現，在脊髓的後方，有一個區塊叫做背角（dorsal horn），裡面有一個類似開關閘口的機制，可以影響疼痛大小程度。也就是說，當疼痛出現時，閘口的通順與否，會影響到對於疼痛在感覺上的不同，而藉此控制疼痛。

神經路線當中很重要的一個變因，是感覺傳遞的「速度」。所有的感覺在傳遞速率上是不太一樣的，「疼痛」當中，悶痛、鈍痛、搔癢、刺痛、灼熱痛等，各自有不同的傳達速率。當同一時間有不同的感受一起發生的時候，跑得比較快的感覺以比較迅速的時間內到達終點——腦部，跑得慢的感覺就會在閘口被阻擋，而變得不敏銳。

為什麼只有左肩會疼痛？

有一位中年媽媽因為左肩劇烈疼痛到連炒菜鍋都無法舉起，而來找我；當我幫她做檢查時，發現她的右肩其實也有問題，但她卻不覺得右肩會疼痛；直到她左肩的疼痛恢復到六成左右時，她才慢慢察覺到右肩的疼痛，甚至有時會出現比左肩還嚴重的疼痛感。

有許多人會在最嚴重的疼痛得到舒緩之後，才漸漸發現身體其他部位的不適，這就是跟疼痛的神經路線有關係。身體最痛的、跑最快的感受先到了大腦，

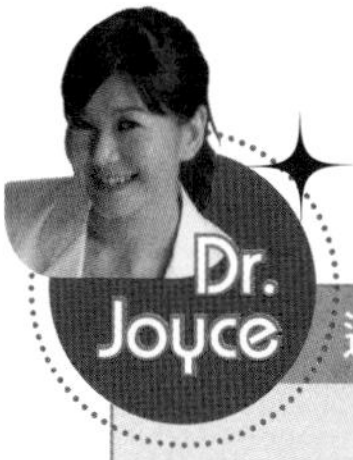

感覺跑得有多快

速度 (英哩/秒)	感覺類型
0.5 – 2.0	鈍痛、搔癢
5.0 – 35	刺痛、灼熱
35 – 70	輕觸、觸摸

其他的感受就變得相對不敏銳，等到跑最快的疼痛減緩消除了，其他的感受才會慢慢傳送到大腦而一一浮現。在感受的傳導速度上，輕觸按壓的速度，是遠遠超過刺痛和悶痛、鈍痛……等其他疼痛，這就是為什麼按摩、SPA等類似的手法，對於疼痛具有一定程度的舒緩效果；只是疼痛的減緩並無法持續太久，在沒有繼續按摩之後，問題的根源還在，疼痛自然又會冒出來。

身體要傳遞疼痛，有許多相關化學物質擔任很關鍵的角色，神經傳導物質就是其中一項。

感覺的傳遞，是由一個神經細胞（或稱做神經元）將訊息傳給下一個神經細胞，一個個在「神經路線」上，傳遞到大腦。其中，一個神經細胞和另一個神經細胞彼此的聯繫，需要倚靠「神經傳導物質」（neurotransmitter）來輔助。這有點像是小時候玩的傳話筒遊戲，一群小朋友站成一排，第一個小朋友說了一句話，然後傳給下一個，一個接一個的傳到最後一個小朋友，最後一個小朋友聽到的話，是不是跟第一個小朋友說的一樣；神經傳導物質就像是中間傳話的話筒，擔任一個媒介讓訊息能夠傳遞下去。

神經傳導物質又分成很多種類型，簡單的分法，可以分為增加疼痛和降低疼痛感的，當身體裡分泌特別多特定的神經傳導物質時，也會改變對於疼痛的感受程度。以上述的例子來看，就像是在傳話的過程中，疼痛訊息隨著傳遞的過程而被放大或是減少。

神經傳導物質：感覺訊息的傳聲筒

我們先從大家最熟悉的血清素（serotonin）談起，這是一種由體內自己生產的物質，通常被拿來討論都是和情緒有關。但其實在疼痛訊息傳遞的機制裡，血清素可以抑制疼痛感受，讓原本十分的疼痛在感受上只剩五分。簡單的說，當身體裡有足夠或是較多的血清素時，疼痛感就會相對的比較不敏銳，這也是為什麼血清素有「快樂荷爾蒙」的稱號。

身體裡有止痛的物質，相對也會有增痛的物質。物質P（substance P）就是一個會讓五分的疼痛變成十分的神經傳導物質，當身體有過多的物質P時，神經會變得特別活躍敏銳，對於疼痛或不愉快的感受就會特別的敏感，甚至小範圍的疼痛，都可以被物質P傳導成大範圍的疼痛。

內多芬（endorphin，也稱作腦內啡），是身體可以自行分泌用來抑制疼痛的物質，因為構造型態及作用上和嗎啡類似，所以也有「體內嗎啡」的稱號。內多芬主要的功能，是讓身體感到快樂、減少疼痛，並且減低物質P對於身體的影響。內多芬比較特別的是，有點像是身體自行的救援機制，當你不小心跌倒了、受傷了，身體會透過自癒力，主動分泌多一點的內多芬讓你的感覺好一點；所以當我們跌倒的時候，一開始會感覺很痛，但是過了一會兒，疼痛的感覺就減緩了，就

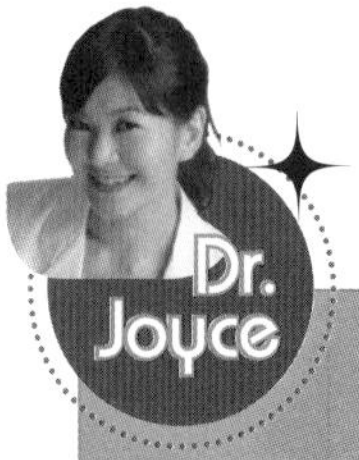

增加疼痛的和減少疼痛的神經傳導物質

	好的神經傳導物質：血清素、內多芬、多巴胺、GABA	壞的神經傳導物質：物質P、前列腺素E2
對身體的影響	減少疼痛，產生愉快的感覺，安定情緒，提高睡眠品質。	增加疼痛，提升身體發炎反應。
如何增加	運動、呼吸技巧、休息、放鬆、均衡飲食。	神經接受器過度刺激、不當飲食、服用過多藥物
如何減少	壓力、負面情緒、睡眠不足、缺乏運動。	按摩、運動、靜坐、飲食控制。

是自癒力讓身體減緩疼痛的機制。但是如果今天是處在慢性疼痛的情況下，無論是化學、物理或是情緒層面所造成的疼痛，當身體試圖不停的讓內多芬來協助你，可是疼痛根源始終沒有被解決，某一天內多芬這個天然的體內嗎啡也會失效，而疼痛也會跟著加劇。

慢性疼痛包括的範疇

正因為人體是如此的複雜，感覺和疼痛的傳遞機制這麼的精密，以至於當身體有任何一個層面、功能運作出現失衡的時候，會很輕易的影響到其他部分，所產生的慢性疼痛也變得十分多元。

所有找不到根源的問題病症，我們在這裡統稱為「慢性疼痛」，包含頭痛、頭暈、頸痛、慢性疲勞、長期情緒低落、精神不集中、記憶力減退、失眠、憂鬱、焦慮、過敏、心悸、胃痛、不知名的痠痛、腰痛、腸燥症、便祕、骨盆痛、生理痛、經前症候群、下肢水腫、內分泌失調……等。

神經傳遞訊息的機制，最後的目的地——腦部，則是對於疼痛的程度、大小、範圍……等最終做解讀的地方。當我們身體有疼痛的時候，腦部裡管理情緒的區域「邊緣系統」（limbic system）會同時被啟動，並且回應到自主神經系統，誘發身體做出相對需要的反應，以維持身體最基本的運作。

舉例來說，當你不小心踢到桌腳時，反射性反應會讓另一隻腳的膝蓋彎曲來穩定身體的平衡，手會反射性拉握住可以扶靠的地方，這些反應都是身體為了減少傷害而做出的保護機制。而當你確定安全，只有小腿部分感覺到痛時，就會輕觸、按壓或是揉一揉傷口周遭，暫時的改變腦部對於疼痛感覺的接收速度（參閱

p.46影響慢性疼痛感受的機制），在此同時，腦部的邊緣系統會出現憤怒、生氣或覺得倒楣……等的情緒反應，心跳速度也會隨著這些反應而加快，身體主動釋放出更多的神經傳導物質，如果感覺真的很痛，可能還會出現呼吸急促、冒汗……等相對應的現象。

這是我們身體對於疼痛所反應出的機制，因為是一個急性而且相對輕微的問題，所以我們可能都覺得很合理。然而，當疼痛是處在長期性，身體要時時刻刻處在「戰鬥」的狀態下時，反應就會變得不一樣。

當我們不小心掉進一個慢性疼痛的惡性循環時，很可能會因此愈陷愈深，因為我們的神經系統在面對疼痛時，所做出的反應都是為了因應暫時的疼痛，無論是體內物質的分泌、心跳、呼吸、血壓、疼痛感受等，所有的改變都只是「暫時性」的急救。當身體產生疼痛的問題沒有被解決，就會不停地求救，不停地請大腦提出因應的措施，久而久之，這個應變系統會跟著亂掉，而衍生出其他的問題。

啟動自癒力，就能遠離疼痛

假設慢性疼痛的來源，是因為姿勢不良所引起的，身體關節承受重量的機制失衡，局部的關節活動度受限，就會請求大腦協助支援。可是如果姿勢一直不糾正，這個機制不停地在運轉，久了之後，肌肉就會變得僵硬，而失去應有的柔軟度，關節也會變得緊繃，局部循環變差；而因為應變系統在這個過程中還是持續地在運轉，身體在這個過程當中耗費太多力氣在尋求大腦的協助，自然會感到莫名的疲倦、無力；而因為沒有精神，就不願意去做運動，進而影響體內血清素、內多芬……等神經傳導物質的正常分泌，對於疼痛的感受度則感到更強烈，疼痛就會跟著擴大範圍和程度。當疼痛的敏銳度增高，就會影響睡眠品質，而沒有足夠的時間讓身體進行修復的工程，白天精神更差，情緒低落憂鬱，就這麼日復一日，惡性循環不停的擴大，所影響的層面也就愈來愈廣了！

邊緣系統對於疼痛的影響，會讓疼痛範圍直接擴大到其他的系統，甚至影響到情緒、血壓、免疫系統、呼吸系統、消化系統……等身體的其他部位。這也是為什麼有相當多的人，只要身體有一個層面，無論是化學、物理或是情緒的層面失衡出現問題，就會相對性的影響到身體各個部位的運作。其實原本身體所產生的反應，都是為了「生存」的因應措施，只是當我們破壞了這個美好的機制，身體自然會冒出一些無法解釋的疼痛，而且很難以克服。

以過去對於疼痛的觀念，出現無法解釋、不明原因的疼痛或是症狀的時候，就會直接認為身體一定有什麼地方出問題，只是還沒有被找到。當我們很執著的相信這個信念時，同樣的也會造成邊緣系統做出一些反應，例如更多的焦慮、不安、無助感、恐懼感……等等，對於已經陷入慢性疼痛的人來說，只會讓情況更惡劣，身體需要動員更多的支援來協助多方面的失衡。

在我們可以理解疼痛的機制和神經系統運作之後，自然可以理解為什麼慢性疼痛涵蓋的範圍這麼廣泛，許多看起來不相干的問題，原來都出自於同一個根源。身體的運作是非常神奇奧妙的，當我們對身體的療癒能力有更深一層的認識，就可以串連體內不同的系統一起努力，讓自癒力完全的發揮極致，就能脫離疼痛，擁有更健康的生活！

破除疼痛的五大迷思

對於許多長期在疼痛中，或是家人長期被慢性疼痛困擾的人來說，當疼痛變成慢性而且無法控制的時候，自然會產生許多恐懼，而出現一些自我設定的迷思。這類型的恐懼來自於對身體無法掌握的害怕，覺得自己失去了對身體健康的自主性，自癒力也同時被困住而無法完整的發揮。接下來我將一些常見的迷思整理出來，當這些迷思被破解之後，就能重新掌握對於身體的自主性，也能重新擁有自我療癒的能力。

迷思一：
會痛就是老了，老了就是會痛，我只要學習跟疼痛和平相處就好了

這是我最常聽到來自於長輩們對我說的話，針對許多的疼痛，尤其是骨骼關節肌肉系統的問題，大多數的人都會將疼痛和「老化」、「退化」畫上等號，覺得年紀大了身體出現各種疼痛是自然的，因為人類無法抗拒老化，所以一切的疼痛也變成理所當然，如果真的要怪罪，就歸咎於「歲月的痕跡」好了！

我不認同這麼消極的說法，如果有醫師對你這麼說，那我建議你換一位醫師，聽聽不同的意見。我再三的強調，疼痛是一件非常主觀的感受，會產生疼痛的因素也非常多，有些問題現代醫學可以輕易找出原因並解決，但有些來自於功能上的失衡，不一定看得到結構上的破壞。

我建議長年為疼痛所苦的長輩們，應該更積極的找方法改善疼痛，而不是對自己心理建設，說服自己接受疼痛。當你相信自己一定能克服疼痛時，你就已經離「無痛」更近一步了！

迷思二：
我的疼痛是心理作用，因為很多醫生都說沒問題，別人也都覺得我無病呻吟

當你已經在疼痛當中很需要幫助，卻被家人質疑疼痛的真實性，真的是一件令人感到很難受的事情。尤其疼痛是一種感受，看不見也摸不到，也不像糖尿病或是高血壓，可以藉由血糖的數值或是數據的高低，來吃藥以穩定或控制病情；當面對無法解釋的疼痛時，就容易對自我產生懷疑，甚至開始失去信心。

當你長期處在沮喪、消沉或是自我懷疑的情緒中，自癒力會更強烈的被抑制，而無法發揮正常功能。我們必須了解，疼痛的根源不一定可以用現代醫學的機器、影像、數據來佐證，即使某些疼痛的原因的確是來自於情緒的失衡，這一類型的疼痛也是真實而存在的，需要尋求正確的方法來改善疼痛問題。

迷思三：
我的身體一定哪裡有問題，我要再做更精密的檢查，才能找到身體壞掉的地方

許多人對於身體會感到疼痛，都認為一定是哪裡出了毛病才會「痛」。當醫師告訴你一切都正常，沒有什麼大問題的時候，你或許還會感到失望，覺得應該有很嚴重的問題；例如，神經嚴重壓迫或是骨頭快斷了……之類的情況，這樣才符合疼痛感。

我遇過很多人，就是處於這種狀況，他們不相信自己身體是健康的，到處找醫生做檢查，認為一定有醫術較高的醫師，能幫他們找出疼痛的根源。

疼痛的程度和身體結構性的破壞，不是呈現相對應的正比。有些人骨刺壓迫很嚴重卻沒有什麼感覺，有些人沒有任何結構的破壞，卻有很顯著的疼痛。身體功能性的失衡，無法用現代醫學的機器探究，當醫師告訴你身體沒有大礙，你應該感到高興，並盡可能的改變生活型態，讓自己的生活更健康美好。

迷思四：

有效的治療，應該一、兩次就會好了，如果做了沒感覺，就要再找下一個方法

慢性疼痛的產生，是因為身體失衡的狀況已經很久了，所以至少必須花上相對等的時間來克服疼痛。

想像你的身體是一棟房子，你在裡面生活、吃東西、製造垃圾，但卻不打掃也不保養它，過了十年後，房子外殼還是一樣，只是破舊些，但裡面的管線卻已經塞住、家具也壞了，屋子裡更是堆滿了厚重的灰塵和垃圾，現在你才忽然驚覺要把房子整理好，是不是一定要花好大一番工夫才能清理乾淨呢？尤其我們的身體是一個充滿智慧又奧妙而複雜的房子，花了多久的時間破壞它，必然也會需要花相對的時間來修復它。

迷思五：開刀可以一次解決問題，開完刀，疼痛一定就好了

對於許多身處在慢性疼痛中的人來說，內心最渴望的就是有萬靈仙丹特效藥，可以藥到病除，一次解決疼痛，所以當開刀是其中一種可能性的時候，許多

人就會深信開刀之後所有問題都解決了。

的確，動手術是現代醫學的選擇之一，對於需要手術治療的患者來說，能夠找到可以開刀動手術的醫師，實在是一大福音。不過，就是因為這個選擇太方便太容易取得，使得許多人相信只要直接將有問題的地方切除，一切就會好了。

然而身體的運作遠比一棟房子來的複雜很多，當浴室的管線塞住，造成積水時，可以直接將水管換掉，可是如果阻塞的原因沒有改變，例如隨意將不用的衛生用品丟到水槽裡，將來水管還是一樣會塞住。我們的身體會產生結構性的變化，一定是先有失衡的原因，然後出現功能性的不足，久而久之才會產生結構性的破壞。如果沒有將最根本的原因找出來，單純的用開刀動手術來解決問題，過了三、五年後，同樣的問題還是有可能會再冒出來。

開刀動手術應該是在不得已的情況下，最後的選擇，我建議考慮手術的患者，在事前多方的蒐集資料，多詢問幾位不同專業別的醫師，慎重的考慮完之後再來做決定。而已經動完手術的人，更要積極的做術後復健，對於疼痛的改善才會有更完整的效果。

處理慢性疼痛常見的方法

無論你現在的疼痛到了什麼階段，是初期開始覺得「怪怪的」不對勁，還是漸漸影響到身體其他部位的運作，或者根本已經嚴重影響了日常的生活作息，都應該開始正視「慢性疼痛」對於身體所造成的負擔，盡早改善問題的根源。

以醫療習慣來講，我發現亞洲的病患都很聽信醫師說的話，相信專業，當然不是說西方文化不聽醫師的意見，而是西方的醫學教育會特別提醒醫師們，要給予病患完全自主的選擇權；也就是說，身為醫事人員，最重要的責任是以各自的專業，告知某種方式、某種療法的「風險和益處」（risk vs. benefit），譬如手術可能有的風險，或是長期服用某種藥物可能帶來的副作用……等，當一切的訊息都清楚告知後，會將最後的決定權，留給患者及患者的家屬；所以在開始進行治療前，患者已經清楚的知道，所有可能的方式所存在的風險和益處，當醫師和患者彼此確定溝通清楚之後，再開始進行治療。

反觀亞洲社會，則是病患通常會問醫師說：我該怎麼辦？（而不是「我有什麼樣的選擇？」）許多患者會自動放棄自己做決定的權利，將這個責任全權交給醫師。但也因為就醫文化的不同，許多患者缺乏對風險和益處的認知，所以忽視了治療當中可能產生的副作用，而在一段時間之後，身體開始出現一些其他的問題，不只會對健康造成負面的影響，同時也容易產生患者和醫師之間的醫療糾紛。

以目前台灣的社會來看，當患者出現關節骨骼肌肉方面的相關疼痛時，大多會先去看西醫，在西醫當中比較常見的方式，則有藥物、復健和手術。

該不該吃止痛藥？

我不鼓勵長期用藥，但是止痛藥、消炎藥、肌肉鬆弛劑……等藥物確實能有效舒緩疼痛，所以我建議只在急性期，也就是疼痛到無法忍受時，偶爾吃一顆，在可以忍受的疼痛範圍內，就盡量少吃藥。現在健保的制度裡，在藥品包裝上都會標示可能的副作用，而藥師在給藥的時候也會提醒藥物的服用方式及相關的注意事項；我鼓勵大家在取藥時，一定要確定這些資訊，有任何不懂的也應該當場提出詢問，不要連自己吃的是什麼藥都搞不清楚。

市面上有很多止痛、消炎的成藥或是外用的貼布、藥膏等，購買與取得都很方便，但我不建議直接購買成藥，雖然有政府的相關法令替成藥的安全性做把關，可是一般民眾可能無法自己判斷，適合服用什麼樣的藥品，或是服用的劑量、該注意哪些事項……等，相對的風險就比較高。

疼痛可以復健嗎？

復健的系統在台灣相當便利，所以在急性期過了之後，可以考慮復健的方式。一般來說，復健是相對保守而溫和的，所以需要的時間也會比較久。接受復健治療時要特別注意，過程中無論是進行何種項目，牽引、電療、超音波……等都不應該有不舒服的感覺，當下如果有任何的不適，都應該主動告知在場的醫護人員。復健的效果通常不會立即顯現，至少需要三個月的時間，慢慢有耐心的循序漸進，之後，若是症狀還是無法解除，再嘗試別種方法。

至於手術開刀，我建議在決定動手術前，一定要確認手術的位置是否為疼痛的根源，手術後是否真的能對疼痛有所改善。台灣的醫療資源豐沛，通常能很快為病患進行手術的需求，但也因為方便性高，許多人在還未確認手術的相關風險，例如麻醉、是否需置入任何固定的支撐物、術後該如何復健……等問題，就動刀了。

針灸、推拿有效嗎？

除了西醫以外，台灣第二大的醫事體系應該就屬中醫了。中醫是很奧妙又特別的學門，中醫看待人體所持的角度，和西方醫學使用的生理結構、解剖學……等是完全不同的看法。中醫將人體和食物都分成不同的屬性，用經絡或是氣的循環，針灸或是推拿……等手法來處理，充滿了東方文化神奇的色彩。中醫整體來說比較溫和，中藥對於身體的副作用也比較少，但是任何類型的藥物都不適合長期服用，尤其中藥材或多或少都有農藥殘留或是重金屬汙染的問題，大家更應該慎選中藥材的來源。而在進行針灸、推拿等手法時，要留意的是安全性；同樣在處理過程中，如果有任何的不適，記得一定要當下反應讓醫師知道，溝通確認其中的風險和益處，對於你所選擇的醫療方式，才有更多一層的認識及保障。

另外在台灣也很盛行醫療體制外的系統，就是坊間的民俗療法；我常被問到某種療法可不可以去、安不安全之類的問題；就選擇上，對於是否該嘗試新方法，可參考以下兩個準則：

一、任何類型的療法，在過程中都不應該製造「傷口」或是大面積的「瘀青」，更不應該有任何侵入身體內部的物質。如果處理的過程中會造成破皮、傷口、流血……等情況，我建議還是別輕易嘗試。如果需要用力的扭轉、推擠……等手法，我也建議在當下應該直接跟執行人員溝通，確認手法的安全性會比較有保障。

二、現在流行的食療，是藉由平常吃的食物或是健康補充品來增強身體的免疫力或是抵抗力，屬於較溫和的方式。但要注意均衡飲食的原則，不要因為特定的食療法，只能吃某種蔬菜或水果，只靠單一種食物種類來源過活，時間久了會引起營養不均衡的問題。購買特殊食材、補充品時，也一定要確認來源和廠商的可信度，不要服用來路不明的食品，是比較安全的作法。

對於慢性疼痛的處理，最終還是要回歸生活，在失衡的層面做改變，才有機會改善根源的問題。我要再三強調，無論是中醫或西醫，甚至是民俗療法、另類療法……等，患者都需要對於所選擇的方式清楚的了解，包括其中的風險和益處等相關的注意事項；也必須了解，並沒有一種方式是適合每個人的，因此，要讓自己能夠有能力判斷最適合自己又安全的方式，才是最有保障的作法。

我們對於人類和身體運作機制的認知，其實都還處在很表淺的階段，面對各種不同的療法，基本上我都採取開放的態度。我相信，只要能夠幫助人們遠離疼痛，恢復健康的，就是好方法！

Part 2

脊骨神經醫學及自癒力

未來的醫師是不開藥的，而是專注於照顧患者的骨架，飲食，以及致病原因之預防。

——湯瑪斯・愛迪生

現代醫學對於治療慢性疼痛的邏輯

現在有一個狀況題：假設你經常頭痛頭暈、雙手偶爾會痠麻、晚上睡到半夜很容易醒來、胸口不時會有悶痛感，當這個問題困擾你很久，終於決定去看醫生的時候，你會去看哪一科的醫生？去看心臟科，因為可能是心臟血管有問題；還是看復健科，因為手會麻；或是該看胸腔科，因為胸口會悶？

如何選對醫生看對科別

台灣現階段的醫療體系很方便，只要透過網路，就可以選擇到哪一家醫院、看哪一位醫生，就診時也只要提供健保卡，就可以馬上看到醫生，不需要再等待轉介等繁複的手續，但最多人的問題卻是：我到底該看哪一科的醫師？

許多國家的醫療體制中，有「家庭醫師」的觀念，也就是說，當你有任何問題的時候，必須先去看家庭醫師，由家庭醫師轉介你到最適合的專科。這種方式的好處，是你可以很有效率的看「對」醫生，找到對你最有幫助的科別進行治療，不需要自己摸索、猜測該看什麼科別的醫師，也可避免醫療資源的浪費；缺點是，因為需要透過家庭醫師的轉介，等於要先看一個醫師再轉去另一個醫師，會花費較多的時間，病情被延誤的風險就較高。

在台灣的醫療體制中，現代醫學將身體分成不同的區塊來分類分科，的確是一個有系統的分類方式，也可以有效率的訓練各個領域的專家和專科醫師來進行深入的研究或治療，邏輯上來看，絕對是最適合的管理方法。但是，人的身體太複雜、太奧妙，只單純的分成好幾大區塊，很容易讓問題出現漏洞。

藥吃越多越有效？

王伯伯因為經常性的胃發炎和食道逆流，容易反覆的便祕和腹瀉，夜晚的睡眠品質也不佳，還有高血壓和高血脂，面對這麼多不同的症狀，他看了三、四個不同科別的醫師，而每一位醫師又開三、四種處方，這樣下來，王伯伯一天要服用的藥物竟多達十幾種！

像王伯伯這樣的例子在很多家庭的長輩身上都會看見。然而過量且多種類的藥物，對於身體，尤其是腸胃道系統有很大的負擔。我經常被問到的問題是，藥物之間彼此是否會帶來副作用，例如，長期使用抗凝血劑會不會讓胃壁受損？或長期的服用鎮定劑會不會排便不順？許多人因為這些衍生的問題，又要再服用保護腸胃道的藥物。林林總總加起來的藥物，也讓許多身處在慢性疼痛中的患者們開始疑問：「這樣對嗎？」

我經常奉勸身邊的家人好友和學員們，不要倚賴藥物的力量對抗疾病，要讓自己的自癒力能夠完整的發揮。因為最好最有效的藥物，就住在我們的身體裡。

我自己也曾經因為吃到不乾淨的回鍋油，造成急性的皮膚過敏，本來想多喝水加上補充品讓皮膚的問題自行療癒，可是那回鍋油真的太「毒」了，過了一週之後，我發現皮膚的情況似乎愈來愈嚴重，在擔心會留疤的考量下，決定去皮膚科就診。就我的經驗和症狀的呈現，我很清楚這是因為吃到回鍋太多次的油而造成的過敏現象，希望醫師給我一些外用藥膏就好；而醫師則是建議我要吃消炎藥，加上外塗的藥物，並對我說：「不吃藥不會好。」於是我拿了三天份十二顆的藥丸加上外用的藥膏。

返家後，我並沒有服用消炎藥，而外用藥膏也只塗抹了一次，過敏引起的疹子幾乎就好了。在許多的情況之下，西藥真的很好用，尤其是在急性的病症上。可是對我們的身體來說，當外來的資源太豐富，有太多的「特效藥」的時候，不僅對於身體需要代謝藥物容易產生負擔，太多的藥物也會抑制我們天生的自癒力，讓療癒能力沒有機會發揮。

如何讓自癒力自然發揮

現代醫學又被稱為「對抗醫學」，所以許多的藥名都和「對抗」有關，例如抗憂鬱、抗凝血、抗生素……等等，當身體出現問題的時候，用對應的方法直接回應身體所發出的訊息。加上分門別類的科別系統，每一位醫師在他的專業裡所提供的意見和藥物，可能會不小心和其他的科別相牴觸，如果患者沒有告知醫師足夠的訊息，或是患者不知道其中有牴觸的問題，身體就會像是「一邊挖洞一邊補洞」，最後不但形成醫療資源的浪費，對於患者本身健康的恢復也會不停的出現瓶頸。這也是為什麼現在有這麼多人被「慢性疼痛」困擾著，卻又束手無策。

目前的西方社會裡，除了現代醫學以外，還有許多其他的醫事系統，而「脊骨神經醫學」（Chiropractic）就是在北美洲，僅次於現代醫學的第二大醫事系統。這門醫學在看待人體和健康時，出發點和現代醫學有很大的差異，其中最大的差異，就是「自癒力的發揮」。

前面有提過，自癒力就是身體自行修復的療癒能力，影響自癒力的因素也擴及非常多的層面，其中最簡單理解又最常見的，就包括由「口」、由「心」和由「身」所影響的。

有一些學者認為，嘴巴對於人體的自癒力有非常深遠的影響，就人類的成長來說，嘴巴是嬰兒和這個世界連結的第一個管道；寶寶一出生就先放聲大哭，宣告自己來到這個世界上；之後透過嘴巴所發出的聲音來尋求安慰和食物，藉由嘴巴的吸吮得到奶水中的養分。當身體和外界有連結了之後，無論是有高營養價值的食物或是會引發疾病的毒素，都是由嘴巴這個第一道關口進入身體，進而影響身體的自癒力。

而到了可以表達的年紀之後，嘴巴也是讓人跟外界可以溝通的管道。由嘴巴說出來的語言，都會讓自己和對方產生正面或是負面的力量。很多人在處世的想法裡，是屬於消極悲觀，所以當負面、消極的言語從嘴巴說出來的時候，例如，覺得自己工作永遠做不完、永遠都睡不飽、每天都在慢性疼痛當中不會好，自癒力就被這些語言扼殺了好大的一部分。而如果是正向思考，說出鼓勵人、為自己加油的言語，自癒力也會更加飽滿有力量。

聖經中也提到：「人口中所結的果子，必充滿肚腹。他嘴所出的，必使他飽足」；「詭詐的舌頭啊，你愛說一切毀滅的話」。無論是正向的、負向的語言，不只會對你說話的對象造成影響，也會回到自己的思想當中，進而改變自我療癒的能力。

另外影響自癒力的，還有「心」和「身」。一般來說，「身」是最容易處理的，也就是平常可從自身的姿勢、運動習慣來改變，當身體有足夠的運動量，有正確的姿勢，自然可以發揮很完整的自癒力。「心」的問題就較難發現和克服。

為什麼「心」也會影響自癒力呢？因為「心」的傷口是隱性的，會隱藏在身體的不同部位，同時減低身體自癒的能力。最顯而易見的隱形傷口，就是平時的壓力、生活中的負面情緒，許多人在壓力很大時，會出現內分泌失調、皰疹、掉髮、昏厥……等症狀，不過這些都是很嚴重的情況，就是在自癒力幾乎被壓垮時所發生的。如果情況不是那麼嚴重，自癒力還在努力默默的發揮時，身體所出現的問題，就是平常很常見的「慢性疼痛」的症狀。

除了因為「心」的問題是隱性的之外，有時候傷口是埋藏在很深的情緒裡；例如兒時某些事件的陰影、某一個你很在乎的人說了一句傷害你的話，或是潛意識當中的罪惡感、愧疚感、不安全感……等，都會讓自癒力無法完全的發揮，造成長期的慢性疼痛。

大家常聽到的說法是身心靈的結合；脊骨神經醫學的說法是，一種全人的平衡（holism），當生活作息、情緒、環境各方面達到一個全然的平衡時，自癒力就可以完整的發揮，即便偶而有外來毒素的侵襲，也可輕易的抵擋這些問題。

廣義的來看，現代醫學的邏輯，對於急性、重症患者是非常有效且合理的。精密的檢測儀器可以在很早期的階段發現可能的病灶、急性的發炎和創傷……等，也可迅速在很短的時間內控制傷勢、減低疼痛和減緩疼痛，又因為分科的關係，各個科別的醫師用最專業的判斷來處理患者的問題。可是，當藥物的效果開始受限，或是你發現自己每天服用的藥物很多，卻又檢查不出問題的根源，你可能就要開始思考，現代醫學的邏輯也許不適用你目前的情況，而要努力讓自癒力可以發揮功能，來幫助你達到療癒的效果。

脊骨神經醫學對抗慢性疼痛的功效

脊骨神經醫學是一門西方醫學，英文叫做 Chiropractic，在西方社會已有超過百年的歷史。脊骨神經醫學最中心的理論基礎，就是強調「平衡」，當身體的各方面能夠處在平衡的狀態時，自癒力自然可以被啟動，就可以變得更健康。

脊骨神經醫學的中文翻譯源自於香港，之所以被稱為「脊骨神經醫學」，因為自癒力的發揮需要脊椎、骨骼、和神經之間相互協調配合，才能讓身體裡的「資訊」可以上下流通的清楚且完整。脊骨神經醫師最重要的工作，就是讓脊椎、骨骼和神經之間能夠在最有效率的情況裡運作，其中最關鍵的就是脊椎裡面關節的平衡。當關節有些微失衡的情況時，脊骨神經醫師透過不同的手法和技巧，進行關節的微調，使得位在脊椎當中的神經可以獲得最佳的保護，身體裡的神經傳導更清楚且完整，自癒力就可以發揮極致，身體各處自然可以獲得最充沛的資源。

調整脊椎關節的手法

脊骨神經醫學裡有一百多種調整脊椎關節的手法，有些強調調整時的速度、有些會使用其他的工具或儀器來增加關節的活動度、有些則以輕觸為原則來做調整，這些不同類型的手法，背後的理論基礎會有些微的差異，而在檢測時和執行上，也會讓患者覺得不太一樣。

我在多倫多執業時，有患者看了三位脊骨神經醫師之後，因每一位所使用的方法都不太一樣，所以來詢問我的意見；就像在現代醫學裡面，同樣的感冒藥，每一位醫師會用不同的處方籤，但都是希望能夠達到治療目的；每一位醫師看患者的角度也會有點不同，有些會比較注重疼痛、有些很擅長處理運動傷害、有些則較重視情緒的問題等，這也是為什麼在國外，脊骨神經科診所還會細分成專門處理車禍後復健的、運動傷害的、或是最普遍的脊骨神經家醫診所（family practice），提供患者不同的需求來做選擇。

我因為過去的車禍經驗，加上喜歡小孩，工作當中所接觸的也以女性居多，所以在手法的選擇上，多用較為溫和的方式來進行調整。「脊椎矯正器」是我平時處理問題時的主要技巧之一，是一種有彈性力量的工具，英文叫做Activator，用來「啟動」（activate）身體的意思。這個手法的理論基礎，是結合了神經、解剖和生物力學，將力量彈動到關節周遭，當「力」的方向、重量和速度，可以很精準的傳遞到關節周遭時，就可以啟動身體自癒的力量，使身體各處獲得平衡，錯位的關節可以得到來自身體更充沛的資源，回復原本應有的活動度。

脊椎矯正器

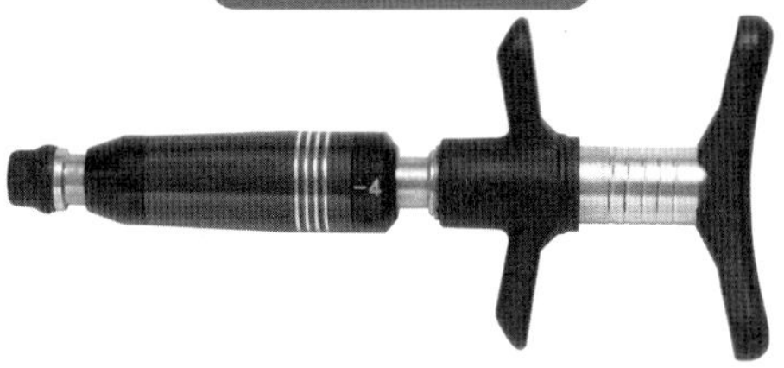

顱骶骨治療深層的肌肉、情緒問題

除了這個手法以外，對於比較深層的肌肉、情緒問題，我還會配合另一種手法叫做「顱骶骨治療」(craniosacral therapy，簡稱CST)，是屬於輕觸型的方式。這個手法的理論相當特別，是以顱骶骨律動（craniosacral motion/cranial rhythmic impluse）做為基準進行調整，啟動身體自癒的能力。

我很相信身體的自癒能力，也親眼看到過許多藉由啟動自癒力而自我療癒的案例。顱骶骨律動的理論和自癒力有非常緊密的關連，是由一位John Upledger醫師在一九七一年所發現的，他是在進行一個頸椎軟組織鈣化的切除手術過程中，發現了包覆脊椎的外膜，竟然會規律的在一分鐘裡出現大約六~十二次的律動（也就是脊髓液流動的律動），而後才陸續發現了頭顱和骶骨（也稱為薦椎）之間的調整技巧。他也結合了另一位William Sutherland醫師在一九三九年發現的「主要呼吸機制」（primary respiratory mechanism）進行調整，其中最獨特的觀點是頭顱骨會動，以及覆蓋腦髓和脊椎的薄膜律動可以影響到神經、肌肉、骨骼、關節、淋巴、內分泌……等理論。

進行手法時，我會輕輕的將手放在個案身體的某處，停留一段時間，有些人不會有特別感覺，有些人則會覺得身體熱熱的、有跳動、震動、微痛或是痠麻的感覺，在亞洲地區很多人以為這和「能量」、「運氣」或是「灌氣」之類有關，甚至有朋友笑稱我是「魔女」，其實，這就是啟動身體自癒力的一個過程。

根據我接觸過的個案發現，很多人在進行第一次的調整之後，會感覺特別疲倦，或產生類似大量運動後的疲憊感，夜晚的睡眠也較深沉。有一位婦人常感覺全身痠痛不已，肌肉僵硬，導致情緒始終處在緊張、焦慮的狀態，縱使每天很累，卻無法好好入睡，長年處在失眠的狀態中。在她做完第一次調整之後，她立即表示很想睡覺；我請她回家後，多喝水，並早點休息。結果第二天她告訴我，當晚她不但深沉的睡著，還睡足了十二個小時，是她這麼多年來睡得最舒服的一覺。

這個對她來說很奇妙的經驗，就是自癒力終於被啟動後的結果。之後的好幾個月，她每天都處在需要大量睡眠的狀態，雖然覺得不習慣，每天竟然要睡超過九小時，仍覺得不夠，但是因為身體恢復的情況良好，痠痛也慢慢減緩下來，黑眼圈消退了，食欲也變得比較正常，對她來說，花一些時間讓自己睡覺養病，是很值得的。

自癒力需要透過「神經系統」來完整的傳遞訊息，很多人在調整過後會有這類型痠痛或是疲憊的反應，是因為關節在調整過後終於鬆懈下來，可以獲得比較多的活動度，原先在神經系統中一直「卡住」的訊息，最後終於可以由身體各處傳遞到大腦，也從大腦傳遞到身體各處。當大腦知道原來身體已經這麼疲憊、撐了這麼久，就強迫身體要休息，讓身體可以藉由睡眠的時間，啟動自癒力幫身體進行修復。有一些平常不太喝水的人，在調整之後會有口渴、肚子餓、頻繁排尿……等反應，這些都是自癒力在開始被啟動之後，告訴身體所需要而出現的反應。

這麼奇特的理論，大概只有親身經歷過才能夠體會。而就是因為背後的理論基礎很特別，跟現代醫學很不同，脊骨神經醫師所扮演的角色，比較像是協助患者喚起身體本身的自癒力，讓這個能力自行進行療癒的工作，所以脊骨神經醫師通常不建議吃藥打針，多半會提供一些方法，例如改變生活作息、運動、補充品或是居家輔助品……等，來強化身體本身的自癒力，進而達到恢復健康的目的。

脊椎關節的錯位，會影響身體平衡和自癒力的發揮

脊骨神經醫學最原始的起源，是於一八九五年由一位名叫 Daniel David Palmer（D.D.Palmer）的人開始發現的。我們身體的骨架是由一個個脊椎骨堆疊而成，而

脊椎裡又住著神經系統中最重要的中樞神經；D.D.Palmer在一次脊椎關節的調整後，竟然幫助了一位原本失聰的患者恢復了聽力，於是他發現原來脊椎關節的錯位，會影響到身體的平衡和自癒力的發揮，和人的健康有著非常密切的關係，而於一八九七年在美國愛荷華州成立了第一間脊骨神經醫學院。往後的一百年間，脊骨神經醫學以它很特殊的療法，成功的幫助了成千上萬的患者，因此也在全世界不同的地方成立學校，及建立各個地區的法規制度。

因為脊骨神經醫學源自於北美洲，相對的在英語系的地區較為盛行。學校的分布，以美國為全世界最密集的國家，目前已設立了十六間的脊骨神經醫學院；其他學校的分布，則包括加拿大、澳洲、紐西蘭、歐洲等國家，而完整的教育及制度規範，至今全世界大約已有六十個國家已經建立完成。在亞洲地區，則以香港地區的制度最為完善，一九九二年就已完成立法，這和香港曾經屬於英國殖民地有關。在當地，保險的給付加上不需要轉介的就醫方式十分便民，對於民眾及香港的執業醫師來說，也能有更明確的幫助和保障。

世界衛生組織在二〇〇五年，正式公布了一項準則：WHO Guidelines on Basic Training and Safety in Chiropractic，就是為了提供世界上各個國家，在建立制度時有依循的規範。當中詳細的記載說明脊骨神經醫學的教育學程、執行、安全性、法規……等。要成為一位脊骨神經醫師（Doctor of Chiropractic），必須先完成大學四年的學分，再以成績申請世界衛生組織裡認可的脊骨神經醫學院，完成四年嚴謹的醫學培訓，加上足夠的實習時數，順利畢業後，通過國家考試，才可以被稱為脊骨神經醫師。世界目前的醫師分布情況，美國地區約有七萬名脊骨神經醫師，約有六千名在加拿大、兩千五百名在澳洲，以及一千五百名在英國。

許多研究都發現，因為慢性疼痛的普遍化，使得過去的二十到三十年間，在美國境內脊骨神經醫學的門診次，有高達三倍以上的成長趨勢。在一九九七所做的調查，美國一年就已經有近兩億的門診次，直至今日，相信早已大幅的超過這個數字。許多學者針對這個現象也進行了研究，發現脊骨神經醫學的使用率之所以會大幅度的提升，和病患滿意度以及保險的給付有密切的關聯，二〇〇二年時已經有百分之七十五的醫療保險會給付脊骨神經醫學的門診費用，對於一般的民眾來說，完整制度的建立和費用開銷的節省，是讓美國人遇到和骨骼關節肌肉神經相關的問題時，直接尋求脊骨神經醫師的幫助，一個很重要的關鍵。

從保險給付的層面來看，有許多相關的研究都發現，當保險公司開始支付脊骨神經門診費用時，整體的醫療開銷是減少的。意思是說，當民眾遇到慢性疼痛、骨骼關節肌肉神經方面的問題，或是車禍之後需要復健，尋求脊骨神經醫師的協助，可以減少許多手術、藥物和人事的額外開銷，對於保險公司來說，能夠節省醫療費用的支出，自然會讓保險公司願意配合政策，提供相關的給付。

從實證醫學的角度來看，脊骨神經醫學在法律規範完整的地區，可以被民眾接受且廣泛利用，則與不斷的學術研究有關。實證醫學重視的是證據（evidence-based），當研究的數據結果有所依據的時候，對於執業的醫師和病患來說自然會更有信心。全世界的脊骨神經醫學院，在學程當中都非常重視研究的發展，在脊骨神經這門醫學領域中，也有具公信力的期刊，讓更多學者可以投入研究的工作。因為有實證研究的結果，醫學的專業度相對的提升，而各國在政策上的方向或是法規的建立，也可以由學術的研究結果來查驗佐證。

亞洲地區因為文化上的關係，使得大多數人對於「脊骨神經醫學」還是感到相當陌生。尤其脊骨神經醫學的邏輯、哲學和應用，還有「自癒力」的概念，對於已經習慣要吃藥打針，才覺得有達到看醫生和治療效果的文化有相當大的不同。身為一位脊骨神經醫師，我的工作就是協助大家認識身體裡面那個充滿療癒能力的醫生，啟動這個力量，用最自然的方式，恢復脊椎的位置。當身體的骨架位置正確、神經的訊息傳導順暢、生活作息正常、身體的自癒力可以完整發揮時，自然能夠重拾健康。

如何選擇好醫師

前一陣子各大媒體爭相報導了「名醫現象」，雖然回來台灣已經好幾年，我還是覺得這是一個很有趣的現象。

台灣因為地狹人稠，加上資訊爆炸、媒體密集度高的關係，很輕易的就可以讓許多「商品」一下子引領風潮，無論是服飾品牌進駐台灣、具有特色的小吃攤或是最新流行的科技產品，都會讓許多民眾趨之若鶩，寧願大排長龍，等候多時，也要一探究竟。很特別的是，連看醫生也有這樣的文化習慣。

我曾經聽過一些朋友為了看「名醫」，半夜就得出門排隊掛號，或是有些醫師竟然看診看到凌晨一、兩點，對於就診的民眾來說，基於對這些醫師的「信任」和「依賴」，所以很願意將自己的健康問題，交託給他們所信賴的醫師。

對於這些願意花這麼多時間精力幫助患者的醫事人員們，我心裡是由衷的敬佩。不過，我也經常聽到一些埋怨，覺得排隊等了很久，醫生只看了三分鐘，患者連症狀都還沒講完，醫生的處方已經開好了！這些醫師們勞心勞力超時工作的結果，竟然還是被民眾抱怨連連。

這些名醫們盡忠職守的做好自己的工作，希望在最短、最有效率的時間裡滿足大多數患者的需求，非常的辛苦也值得肯定。如果想要改變這樣的現象，提高醫療品質，比較需要教育的，反而應該是民眾在就醫上的習慣。

如果我們將「看醫生」這個行為，用買賣行為來分析，「醫療」的買賣和一般的買賣最大的不同，在於買賣雙方的「資訊不對等」。意思是說，當你準備購買一件商品，你可以在了解商品的內容之後，包括保固條件、材質、有效期限……等，再決定要不要購買；就買賣雙方的立場來說，資訊是透明且清楚的。可是當你在看醫生的時候，所對價換來的是「健康」的恢復，大多數的人在就診時，並不會知道自己哪裡有問題、或應該用什麼方式治療，只能完全相信醫師的判斷和提供的處方，也就是患者和醫師的立場並不相對等，於是才會有了名醫現象，而依賴媒體報導、親友介紹、口耳相傳哪位醫師最有效。

脊骨神經醫學的「全人」思維

有一位年約五十歲的媽媽，因為先生在外地工作，每年只有兩次較長的假期可以返台，所以過去十多年中，她都必須一個人照顧兩個小孩，感覺很辛苦又無助，長期的壓力造成身體多處的疼痛，嘗試過很多方法與藥物治療之後，效果也都很有限。在我幫她做了第一次的調整之後，花了一些時間和他談話，她突然不由自主的激動落淚，把多年的委屈說了出來；我感覺她的身體已經放鬆許多。後來她向我表示，對於把壓力釋放出來竟然能有效舒緩身體的疼痛感到很訝異。脊骨神經醫學這種「全人」的思維，使得許多我所曾經接觸過的個案，願意且習慣將生活中所遇到的事情跟我分享。

學術研究中發現，脊骨神經醫師在慢性疼痛的治療上有顯著的療效以及極高的病患滿意度，其中很重要的關鍵，就是患者在治療過程中可以感受到醫師的關懷，以及病患自己可掌控的自主性和醫療品質的完整性。脊骨神經醫師很注重生活中的一些關鍵細節，例如睡眠、呼吸、情緒、壓力、工作狀態等，並尊重患者對於自己身體健康的自主性，所以會提供一些運動或是生活的建議，對於療癒方法也會詳細的說明，並且尊重患者最後願不願意進行治療的決定。一般來說，配合度高的患者，相對會有比較好的效果，這也是對自己身體一個負責任、有自信而帶來的正向結果。

過去老一輩的觀念，要開很多藥的醫生才是好醫生，而現在這個觀念已經漸漸的被修正過來。其實，醫師原本所賦予的工作，是幫助患者恢復健康，包括了診斷、治療、教育、關懷，患者對於不夠理解的事情，本來就應該提出疑問。我回來台灣之後，發現很多人在看醫生的時候，不太敢說自己曾經看過其他的醫生，做過哪些檢查，怕現在的醫生不高興，甚至有些人不敢對醫生提問，擔心醫生覺得你不夠信任他。我建議大家，跟自己的身體健康有關的事情應該盡量提出不懂的問題，我無論在演講、上課、諮詢的時候，都會鼓勵大家盡量的提問，對於自己的身體有足夠的了解，才可以讓恐懼消失，對自己的健康負責。

脊骨神經醫師在看待健康的角度，和大家既定中的印象差別很大，我們的工作是協助你找出破壞健康的原因，讓你可以有效的啟動身體的自癒力來進行療癒的工作。當你膝蓋痛，我們可能會建議你做骨盆的運動；肩膀痠痛時，我們可能會建議你學習做腹式呼吸；慢性疼痛的根源要先釐清，才能從根本的問題著手解決。

無論你是看哪一個科別的醫師，重要的是要學習認識自己的身體，關心自己的健康，對自己的疼痛負責任。醫師的工作是協助患者恢復健康，每個不同專業所使用的工具不盡相同，但最終一致的目標，都是希望患者能夠快速康復，遠離病痛。每個人的問題、個性、症狀都不同，適合的醫師也會不同，就診的時候，要跟醫師做充分的溝通，完整的敘述自己的症狀，提供醫師有效的資訊做最正確的判斷，自然可以找到最適合你的醫師。如果在治療上有任何的不確定或是擔心的副作用，也應該當面提出請醫師解釋，和醫師一起討論決定，做出最適合的治療方式。

現代醫學和脊骨神經醫學的關係

現代醫學對於急性重症的患者非常重要，許多情況下，緊急的手術、用藥，都是分秒必爭，需要專業的醫事人員來搶救生命。

如果我們將疾病放在疼痛的光譜上（參見p.40），從輕微的現象、不適感，一直到嚴重的疼痛、威脅到生命，不同程度的疾病，就會需要不同的專業來協助。

對於已經有「症狀」的患者，最需要的是現代醫學的醫師來幫助他們改善病症。所謂有症狀，就是已經有結構破壞的患者，例如受傷的骨折、腫瘤、嚴重的退化、骨骼磨損……等等，都是需要由現代醫學的專業醫師診斷和治療，才能讓這些已經被嚴重破壞的組織重新恢復正常。

慢性疼痛是生活中不良習慣造成的

脊骨神經醫師的角色，主要處理在光譜的另一端，以預防、保健、和處理「現象」的患者為主。我認為慢性疼痛的預防和改善，需要從教育宣導和習慣的改變來著手，當健康的觀念正確了，問題自然可以解除。慢性疼痛的養成，絕對不是一、兩天發生的，是經由生活的累積所逐日形成，嚴重的壞習慣，甚至會影響到下一代，使得上至長輩下到小孩，都有慢性疼痛的問題。

我曾經看過三代同堂的家庭，阿嬤因為嚴重的駝背，長年有痠痛的問題，沒想到從小被阿嬤帶大的孫女，竟然小學五年級就腰痠背痛，而且同樣有嚴重駝背的體態，小孫女雖然沒有刻意模仿，可是從小環境的關係，加上從來沒有人教育過她應有的正確體態，生活中坐姿、站姿等細節也沒有注意，一不留意，就使得孩子養成了彎腰駝背的習慣。

在北美地區，許多脊骨神經醫師會定期在診所裡舉辦社區的健康講座，提供附近的居民正確的健康觀念。我在念醫學院的時候，學校就已經要求學生練習公開的演講、教育宣導，為的就是訓練我們在畢業後能將正確的健康觀念傳達出去。而我過去在多倫多的診所，在冬天時也會教大家鏟雪要注意的細節，或是開車、久坐時可能會遇到的問題，都是希望民眾可以在問題還沒有發生前，就知道該如何預防，或是對於已經有些微不適的人，也可以知道正確的方法來避免惡化。

好幾次在我的演講中，有許多人跟我說，台灣的教育裡只教授我們許多的知識、數學、歷史，卻沒有老師教過我們該怎麼站、怎麼走路、怎麼坐，也沒有教我們該如何釋放壓力、情緒該如何找出口，所以許多人到了健康嚴重出現問題時，都還搞不清楚為什麼自己會在慢性的疼痛中無法克服？

目前台灣醫學的發展，主要還是以現代醫學及中醫為主。其實在北美地區，現代醫學的醫師和脊骨神經醫師也曾經因為在職責的定位上不太相同，加上理念及看法上的差異，在二十世紀中期，互相視對方為競爭者，彼此呈現對立的狀態。而因為兩方都屬於基礎醫事人員（primary care），也就是類似家庭醫師的角色，不需要藉由轉介就可以就診，在整體環境條件相當的情況下，競爭的氛圍就更為激烈。不過，在過去的二十年間，已經發生了一些微妙的變化。大約在一九九〇年後，因為多方研究的證明，還有思維的開放和進步，美國、加拿大及英國的醫師協會都相繼鼓勵現代醫學的醫師和脊骨神經醫師應該彼此建立相互的轉介制度，對於一般民眾就可以有更多的幫助。在政策的轉變之後，醫師們漸漸的了解各自所扮演的角色以及可以提供給民眾的服務。這樣的改變，對於醫療資源和保險給付以及健康促進都有很大的進步，而對於民眾、醫師和保險公司來說，更是最有效率且節省的作法。

亞洲地區，目前只有香港在制度上的建立最為完善，其他地區因為文化上的限制，要能夠兼顧既有的文化差異，並且建構一套完善的制度，必須要花上很長的一段時間。不過就理論基礎來說，現代醫學和脊骨神經醫學，本來在看待身體的運作時就有很大的不同，如果彼此可以維持互助互利的態度，清楚了解自己的專業，各司其職，對於就診的民眾來說一定是最大的保障與福音。

Part 3

常見的慢性疼痛和改善方法

喜樂的心，乃是良藥。憂傷的靈，使骨枯乾。
——聖經箴言18:22

改變生活態度就能遠離疼痛

對於許多人來說，雖然疼痛讓人很苦惱，不過換一個角度來看，也是因為透過疼痛的出現，才讓我們察覺到身體的不對勁，可以早日正視自己的健康問題。

改善慢性疼痛，最自然有效的方式，就是啟動身體的自癒力。世界上最好的醫生，其實就住在你的身體裡，可惜我們平常沒有讓它發揮最大的效用。要讓自癒力能夠完整的發揮，最重要的就是讓身體能夠全方位的平衡，每天獲得均衡的營養、減低發炎的現象，充分的休息、有品質的睡眠，適當且固定的運動習慣，加上正確的姿勢以及情緒壓力的釋放，自癒能力自然可以發揮極致。

啟動自癒力，首先要對自己有足夠的認知。我建議慢性疼痛的患者，養成記錄疼痛的習慣，也就是為自己準備一本「疼痛日誌」，類似花錢記帳的習慣，來記錄疼痛，對於找出問題的根源會有很大的幫助。

「疼痛日誌」就像是日記的型態，在每天的欄位中，記錄今天疼痛的感受、疼痛的內容，包括程度（例如：很痛、超痛、一點點痛、比昨天不痛等）、部位（例如：肚臍下方、右側臀部、左邊內側上手臂等）、感覺（例如：刺痛、麻痛、感覺身體不是我的等）、範圍（例如：延伸到手肘內側、往內很深處的感覺等）、所做的任何處理（例如：吃藥、熱敷、伸展等），愈詳細愈好，甚至當天的心情，前一晚有沒有睡好，或是跟同事或伴侶有不愉快的事情發生，還是出國旅行搭飛機、搬行李等等，簡單的說，這本疼痛日誌的目的，是用來幫助你了解自己的生活作息；而透過疼痛日誌，可以檢驗生活中的細節、壞習慣，當你清楚的記錄了生活中發生的點點滴滴時，除了可以了解自己生活的真相，更可以在就診時，提供醫生更豐富的訊息來幫助你找出問題的根源，以便更精準的減緩慢性疼痛所帶來的痛苦。

承認與面對疼痛

另外，面對疼痛的態度，也是一個很重要的面向。許多人因為長年的疼痛卻

2011-10-10

國慶日，睡到9點心情真好，昨天加班到11點感覺腰好像快斷了、肩膀也很痠，還好睡一覺起床好很多。

右膝蓋(後)很緊，小腿也很痠，動來動去沒好，哭~

開車出去塞在路上，右腿更痠了~!

逛街約兩個鐘頭(開心!)，左膝蓋開始有點怪怪的 (前)，坐下來喝咖啡有比較好。

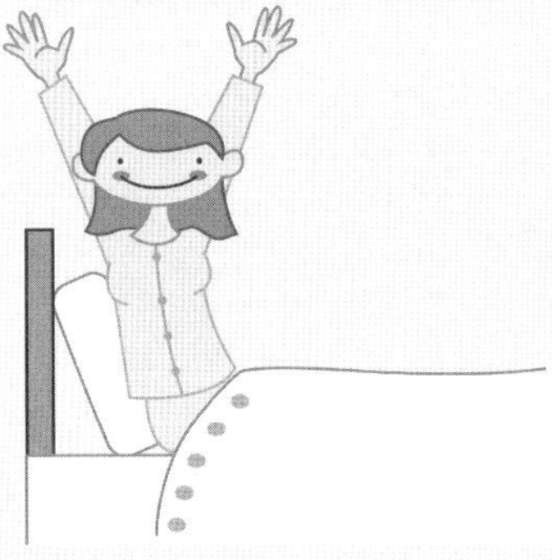

2011-10-11

連假後上班第一天腰又開始痛，只有開一個會啊？(一個鐘頭) 開完會頭很痛(右)，有種頭快要爆炸的感覺。

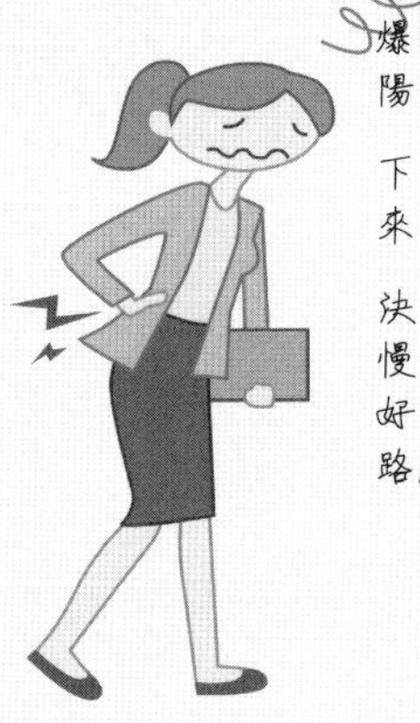

中午沒食慾，只喝湯，頭繼續痛到要爆炸(左和右，太陽穴到後腦杓)

下午肩膀慢慢痛起來，右比左痛

決定提早下班，慢慢散步了一下總算好一點了 (咦，走路膝蓋不會痛!)

疼痛日誌

找不出解決的辦法，身邊的家人或是醫生，就會開始建議你要「學習跟疼痛相處」或說「都是心理因素」等，有些人會因此而失去信心，甚至會因為這些想法所帶來的沮喪而感到更痛苦。

對於疼痛，我反而鼓勵大家，要相信疼痛是真實存在的。也許查不出身體有任何的病變，結構上也沒有任何的破壞，但是，「疼痛」只有你自己知道，而且你感受到了，所以你是真的有疼痛的問題。重點是，就是因為疼痛是真實的，你要相信自己是有能力克服它、解決它，藉由身體原有的自癒力，讓疼痛遠離，再也不要復發。

承認疼痛就是你遠離它的第一步，無論疼痛發生的可能性合不合理，都先承認它的存在；接著，就可以透過「疼痛日誌」來告訴你，真正的問題出在哪裡。我經常看到許多慢性疼痛的患者，很努力的想改善疼痛，卻不願意相信自己問題的來源，以致於造成他始終無法面對疼痛最根源的問題。

有一位在工作上十分傑出的女性，事業小有成就，可是身體卻始終小病不斷，後來我才由她口中得知，原來在她還未懂事前，她的父母親就已經分開，所以她從小就很沒有安全感，也很渴望家庭的溫暖。然而在她結婚之後，卻又因為對方的背叛，最後以離婚收場。之後，她在潛意識裡為了避免想到這些過往的傷口，便將自己完全的投入在工作中，加上她覺得自己的成長條件比不上同儕，在強烈渴望別人的認同之下，所以非常賣命的希望能夠有更突出的表現。超時的工作量和過去成長的陰影，使得她的身體早就開始亮紅燈。而在我跟她談話的過程中，她卻又不願意承認疼痛是來自於逃避，只願意相信自己的確太忙，沒有時間好好照顧自己，但還是不願意讓自己停下來。

只有好好的面對自己的疼痛，承認它、接受它，才有可能改變它。自癒力要能夠完整的發揮，最基本的條件，就是要有意願啟動它。接下來，我將針對不同的疼痛源，提供個別的改善方法。對於多數人來說，造成慢性疼痛不外乎是來自於生活中忽略的細節，從今天開始，改變自己的意願、改變生活的態度，自然可以克服疼痛、遠離疼痛。

長期發炎型的疼痛和改善方法

亞洲文化自古以來習慣將食物分成「寒、冷、熱、燥」等不同的屬性，所以許多人對於吃下肚的食物都十分謹慎，相信可以改變體質或是影響到疼痛的感受，尤其是身處在慢性疼痛當中的患者，通常都很想知道吃什麼東西可以減緩疼痛。

對於這一類的屬性分類，我也覺得很有趣。不過，在西方社會裡，食物是沒有「屬性」的，如果真的要分，倒是可以分成「發炎」食物和「消炎」食物。

這裡所指的「發炎」，不是我們一般認知當中「紅腫熱脹」的發炎現象，而是指身體自行啟動免疫反應的現象。在正常的情況下，我們的身體會不停的依據周遭環境以及吃下的食物，自行的進行需要的對應措施。例如當我們剛進入一個充滿灰塵的環境裡，身體會因為呼吸道受到刺激而開始打噴嚏，試圖將不乾淨的灰塵排出；或是吃到不乾淨、不新鮮的食物，身體會用腹瀉的方式將不好的物質、無法吸收代謝的食物排出體外；雖然看起來像是「身體不太好」的人，才會拉肚子、打噴嚏，其實這些都是身體維護健康的機制。

我們的身體是充滿智慧的，「自癒力」有足夠的能力，可以將平日接觸到的有毒物質，有效率的藉由泌尿系統、腸胃系統、呼吸系統以及皮膚將「毒素」排出，除非我們把這樣的機制破壞掉，或是過度的使用，使得身體對應的機制無法正常運作，當系統出現干擾時，身體所呈現出來的反應，就成了「慢性發炎」的現象。

身體為什麼會發炎？

現代的社會，因為食物精緻化的習慣，加上食物中的抗生素、殺蟲劑、荷爾蒙、農藥殘留、重金屬等毒素，很容易讓身體原有的「排毒功能」失去正常的運作。最常見的就是腸胃道接收太多需要代謝的毒素，長期下來消化功能疲乏，腸道內壁的絨毛變得脆弱，使得腸道內所分泌的黏液和消化液不足，菌種的分布失衡，而出現便祕、腹痛、腹脹……等問題。

除了腸胃系統的不適之外，甚至還有可能造成過敏、皮膚炎、慢性疼痛等問題，我們的腸胃系統每天除了負責吸收消化營養以及排毒的工作之外，也是免疫系統裡很重要的關鍵。當腸胃道被迫需要處理太多的排毒工作時，腸道內壁中的絨毛會因為過量的毒素而出現小小的「漏洞」，使得尚未完全分解的大分子有機會穿透這些「小漏洞」進入身體體內，當身體的免疫系統察覺到這些「不速之客」，就會啟動免疫反應來保護身體，因此出現不同型態的症狀，例如痠痛、呼吸道敏感、皮膚敏感、頭腦昏沉……等現象。

我們現在的生活要完全避免接觸到毒素幾乎是不可能，外食族沒有辦法控制餐廳所使用的廚具、餐具、衛生……等，更無法得知食物當中是否加入香精或香料等添加物，即使自己在家煮，食材中都有可能含有農藥殘留或是海洋生物裡的重金屬物質，這些都是無法掌握的變因。

就是因為身處在這樣的環境當中，要面對這麼多的「內憂外患」，最重要的就是要提供足夠的營養讓身體來打仗，而均衡營養就是對身體最有效率的補給，與其擔心過多毒素的入侵，還不如讓自己的身體無論在什麼樣的環境裡，都有飽滿的能量和完整的機制，克服毒素所帶來的問題。

改善方法：吃對食物

現在市面上有非常多琳瑯滿目的飲食法，訴求多半都和減重有關。美國一位權威的醫學博士 Nicolas Perricone 曾經提出肥胖和慢性發炎有關，就我目前看到的個案和經驗，我也認為這兩者的關係十分密切。

許多體重較重的人，身體的痠痛感是較為敏銳的，而時間一久，的確會對關節帶來負擔。我還發現，許多肥胖的人腸胃系統都不夠健康，除了需要修正食物的選擇之外，還必須改善腸胃道的消化功能。

誘發發炎的食物

我們可以用最簡單的二分法來歸類：誘發發炎反應的食物，同時也會增加體重，而「消炎」的飲食法則和減重的飲食法類似，可藉由大量蔬果、纖維以及品質佳的蛋白質來改善。雖然聽起來都是老生常談，不過在飲食上，的確是愈回歸自然對於身體的健康愈有幫助。

誘發發炎反應的食物，最常見的包括精緻麵包、油炸類、糕點、泡麵……等，大家印象中會「變胖」的食物都是在這一類，而罐頭食物、冷凍食品雖然方便，不過因為中間的處理過程和包裝方式，往往容易讓營養價值大幅流失，而為了保存食物的美味，通常會添加許多的添加物，所以這一類食物也是屬於誘發發炎的食物。

可降低發炎的食物

要降低發炎現象，一定要吃大量的新鮮蔬果。在蔬菜和水果當中，除了我們一般知道的維生素礦物質以外，還有豐富的植物生化素（phytochemicals），功能是用來提升免疫力、減少發炎反應、穩定細胞膜，以及減少物質P和其他壞的神經傳導物質對身體疼痛的影響。

蔬果當中，顏色愈鮮豔所含的植物生化素愈豐富，例如，莓類中的藍莓、蔓越莓、覆盆子……等，或是紅黃顏色的南瓜、番茄、桃子……等，其他包括芥蘭菜、空心菜、菠菜……等深色蔬菜，也都有很豐富的植物生化素。

每天必須均衡的攝取不同顏色的蔬果，其實不太容易，尤其許多顏色豐富的蔬果味道不是每個人都喜歡，我建議可以用顏色來分類，類似顏色的蔬果可以當作一個種類，例如胡蘿蔔、南瓜、木瓜……等為顏色相近的蔬果，假設你不喜歡胡蘿蔔的味道，可以改吃南瓜或是木瓜來取代；不喜歡蔓越莓就改吃藍莓或是覆盆子。

除了豐富顏色的蔬果之外，顏色淡淡的十字花科蔬菜，也是可以讓身體消炎的食物。十字花科蔬菜包括高麗菜、花椰菜、大白菜……等，在營養價值上已經被發現具有減緩發炎、增強免疫力的效果，加上其中很豐富的纖維，對於腸道的健康也有很大的幫助。

排便不順的人需要倚靠豐富的纖維將糞便帶出，纖維主要是由碳水化合物所組成的，不過因為組成結構的關係，我們的腸道無法消化它，但是纖維像是掃帚一樣，經過腸道時可以促進腸道的蠕動，清出裡面的廢物並且改善腸道裡的環境，讓排便順暢。當身體的廢物可以適當適度的被排出時，體內的毒素較不會因為長期滯留而引發發炎反應。

不過要特別留意，當我們多吃高纖蔬果的同時，一定要同時多補充水分。許多人因為排便的問題，刻意多吃高纖蔬果，結果反而發現自己排便更不順暢。這是因為通常腸道不健康的人，腸道中的水分相對缺乏，如果只提供纖維將糞便圍住，卻沒有提供足夠的潤滑，糞便還是無法順利的從體內排出。

除了在多吃蔬菜水果時，要多注意水分的補充，平常習慣喝咖啡、喝茶等咖啡因含量高飲品的人，更要多補充水分。咖啡因可以讓人的精神比較亢奮，許多人習慣在午後喝一杯咖啡提振工作精神，但咖啡因是利尿物質，會帶出身體的水分，所以喝一杯咖啡理想比例大約要補充同等分的一杯水，身體才不會因為缺水而影響腸胃道的健康。

水分的補充非常重要，很多人不喜歡水的味道，就在於它真的太沒味道了！不過喝水跟喝果汁飲料是不同的！白開水以外的其他飲料中的糖分，不但會增加總熱量的攝取，更會對腸胃道帶來負擔，尤其會影響消化液的分泌，讓身體的消化變緩慢。如果真的很不愛喝水，可改用煮蔬菜湯的方式，加入一些自己喜歡的蔬菜熬煮成湯來喝。尤其台灣在亞熱帶地區，更容易因為氣候的關係而流失水分，讓自己養成喝水的習慣，對於身體的排毒才會更有效率。

蔬菜水果以外，脂肪和蛋白質的攝取也很重要。身體的運作需要各方面的平衡，很多人擔心油脂的攝取會影響身材或是造成心血管的負擔……等，其實適度的補充好的油脂，身體才能夠均衡的發展。

蛋白質可增加身體自癒力

蛋白質是身體製造、修復、維護新組織很重要的分子，由各種的胺基酸所組成的。胺基酸的來源，有些身體可以自行製造，但有許多則必須從食物當中攝取。當蛋白質缺乏的時候，會影響身體發育成長的能力，也會降低身體療癒、復原的能力，讓身體不斷的在發炎的狀態下。

蛋白質的攝取主要藉由兩種來源，動物性，例如肉類、魚類、奶蛋類製品；或是植物性，例如豆類、穀類、堅果類等。動物性來源的蛋白質濃度較高，所以等量的食物比較之下，吃下動物性蛋白質後，身體實際上所獲得的蛋白質還是比植物性蛋白質來得高。

目前的環境中，肉類、魚類、蛋奶類製品幾乎都有一些抗生素、荷爾蒙、重金屬……等汙染，除非所有的東西都找有機的來源，可是執行上並不容易，我不認為因為或多或少環境的汙染，這些東西就不能吃了，身體還是需要足夠的營養素來維持正常的運作，當營養的取得是均衡而充沛的時候，伴隨在食物當中的毒素就容易被排出體外。如果真的很擔心食物當中的汙染殘留，可以在比例上做一些修正。一般來說，小型魚類在食物鏈的下端，所受到的汙染相對較少，在蛋白質的攝取上可以小型魚類為主；不過還是要適時的吃肉類和蛋奶類。當然你也可以更多元的從植物中攝取蛋白質，多吃豆類、穀類或是堅果類食物，多元、均衡的飲食，對於身體才是最有幫助的。

「蔬果日」與「蔬果餐」

許多人為了排毒或是減重，會使用比較激烈的斷食來達到目的，我認為斷食法只適合很清楚自己身體狀況的人來執行，如果是為了排毒或是減重，不妨規劃「蔬果日」或是「蔬果餐」，固定讓自己在特定的時間吃大量的蔬果，是比較溫和的方式。

如果平日工作真的很忙，幾乎都是外食，可在週六或週日選一天只單純的吃蔬菜水果。我不建議生食蔬菜，除非你很清楚蔬菜的耕種方式和來源，否則洗乾淨並汆燙過後再吃比較安全。汆燙的時間也不要太久，盡量保留蔬菜的原色，營養才不會流失。一週選擇一天讓自己的腸胃休息一下，單純的只吃蔬菜和水果，就像是為自己的腸胃道做一個小小的SPA。不過在執行「蔬果日」的時候，記得種類要盡量多元，每一次都要吃到不同種類、當季的食物，才能夠均衡的攝取各種營養素。

對於平時自己下廚的人，我會建議甚至一天吃一餐蔬果餐，晚餐是最適合的時段，以不同顏色種類的蔬菜，當作主食，澱粉類的米飯、麵包都避掉，例如玉米湯、蔬菜湯等，一定會有飽足感。而飯後的甜點，則以當季的水果為主。對於習慣晚餐吃得很豐盛的人，剛開始可能會對蔬果餐不適應，不過漸漸的我相信你會感受到蔬果餐的好處。

多元、均衡的營養，對於健康才有最大的幫助。長期發炎的原因，在於身體沒有足夠的能量和營養對抗外來的毒素，所以「抗戰」一直沒有成功的身體，只好不停的打仗，啟動免疫反應來維持身體的機能。雖然我們身處在污染源、過敏源很旺盛的環境裡，不過要相信「自癒力」是上帝賜給我們最好的禮物，當腸胃道健康，自然能排出身體不需要的毒素，適時的讓腸胃道休息一下，相信你也可以找到適合你的「消炎」祕訣！

睡眠障礙型的疼痛和改善方法

你晚上睡得好嗎？

根據台灣睡眠醫學學會所做的調查發現，台灣約有近五百萬人有不同程度的睡眠障礙，例如失眠、不易入睡、淺眠等，而當睡眠品質不夠良好時，經常會衍生出身體的其他問題，包括高血壓、胸悶、心悸、記憶力減退、焦慮等情況。

「休息」對於人體的修復，扮演了很重要的角色。人的一生大約有三分之一的時間在睡覺，休息的主要目的，在於讓身體有「充電」的時間，讓身體進行荷爾蒙的自我調節，同時注入足夠的能量來面對隔天的挑戰，像手機的電池沒電時，需要充電的意思。有些學者認為，在睡眠當中，我們的大腦會進行記憶的重組排列，幫助學習能力，讓大腦在白天時可以處在最有效率的狀態下。對於健康來說，休息更是自癒力發揮及進行修復最重要的環節。當身體在比較虛弱、不舒服的時候，一定要好好的休息，才會慢慢好起來；而在最近經常看到「過勞死」的新聞中，幾乎都是因為休息不夠、睡眠不足使得身體無法承受所產生的結果。

失眠引發的慢性疼痛

一般來說，隨著年齡的增長，所需要的睡眠時間會愈來愈少。根據美國國家睡眠基金會（National Sleep Foundation）所提出的建議，對於剛出生到滿一歲的新生兒，一天所需的睡眠時間大約為十四～十五個鐘頭，三歲之前大約為十二～十四個鐘頭，幼兒大約為十一～十三個鐘頭，十二歲前的兒童則為十～十一個鐘頭。但現在大多數的孩子都無法睡到足夠的睡眠時數，在美國曾經做過調查，約有六成九的孩子一週會有超過一次的睡眠困擾，再再顯示睡眠的問題早就擴及到各個年齡層了！

十二歲以上開始進入青春期的青少年，會因為內在生理時鐘的改變，加上學業的繁重壓力，漸漸變得比較晚才會有睡意。根據研究顯示，許多青少年要到晚上十一點或是十二點才能自然入睡，一天所需的睡眠時間大約是九個鐘頭，可是在台灣，上學時間一般的規定大約都在七點到七點半左右，使得許多孩子一個晚上只能睡上六、七個鐘頭。換言之，國人長期以來的「睡眠債」是從國中開始就累積下來了，也難怪過了十年、二十年，身體得不到足夠的休息，自然會衍生出許多難以解釋的慢性疼痛。

對於上了年紀的中老年人來說，有大約超過一半的婦女，在過了更年期之後，就會出現明顯的睡眠障礙，通常是不容易入睡、半夜容易醒來、或是很早醒來後就睡不著的問題；男性則多會有打鼾、呼吸中止症這方面的睡眠障礙。

學術上也發現，長期睡眠品質不好的人，對於疼痛的忍耐力相對較低，也會讓身體的自癒力降低。意思是說，同樣的不適感在睡眠品質不好的患者身上，會被擴大的感受。這也解釋了為什麼許多長年有睡眠困擾的人，慢性疼痛的比例相當高、脾氣會特別差、容易沮喪憂鬱、記憶力減退、免疫力也跟著下降，甚至引發許多慢性疾病。

想要改善睡眠品質，有許多生活中的環節都必須要跟著改變，包括睡眠環境的營造、時間、飲食習慣……等，必須找到適合自己的生活習慣，才能夠徹底的讓身體得到充分的休息。

改善方法：打造好的睡眠品質

改善睡眠品質的第一步，就是要找出睡眠品質不好的根本問題。有些人是睡的時間不夠、有些人是睡的時間不對、有些人則是睡的不好。

一天到底該睡幾小時？

身體要健康、自癒力要能夠發揮極致，「生理時鐘」的觀念很重要。我們的身體有一定的習慣，會在特定的時間需要吃東西、休息、起床、活動，很多人睡眠品質的問題，是來自於從小被灌輸的一些既有觀念，例如「早睡早起身體好」、「一天要睡滿八小時才健康」等，所以即便沒有睡意，也逼著自己要躺在床上，或是睡不著就焦急而服用藥物，其實都是沒有必要的。

每個人對於睡眠的需求量，會隨著年齡、身體的健康狀況、生理時鐘的習慣等因素而有所不同。對於成年人來說，睡眠時間的長短不代表休息品質的保障，有些人一天只需要睡五、六個小時，白天一樣精神奕奕；有些人則需要很長的睡眠時間，白天才不會打瞌睡。因為睡眠品質、深淺的差異，只要在起床後有睡飽的感覺，白天的精神、工作、情緒不會因為疲勞而受到影響，不一定要睡滿八個鐘頭。

正因為每個人對於睡眠的需求不一樣，所以對於睡眠品質不好的人來說，必須先打破一個迷思，就是「你可以跟別人不一樣」。你可以是晚上吃飽飯後，八點就去睡覺，早上四點起床做早操、看書的人；你也可以是半夜十二點入睡，到隔天早上六點就已經睡飽的人；無論是哪一種型態的睡眠習慣，沒有所謂的對與錯，只有適合與不適合的差異而已。

建立你自己的生理時鐘

如果你目前處在慢性的疲累、長期睡眠品質不是很穩定的狀態，有時失眠、有時睡很多卻都睡不飽的情況下，我建議你在「疼痛日誌」裡做記錄，寫下你在過去一個月的上床時間和起床時間，以及隔天的精神狀態，藉此找出自己所需要的睡眠量。在這一個月當中，即使生活作息不是很規律也沒關係，也許週末比較晚睡，週日的晚上早睡等，觀察一下哪一段時間的睡眠讓你的精神最飽滿。

接下來，則要進入第二階段，也就是建立規律的生理時鐘。如果在前一個月裡的疼痛日誌中歸納出，夜晚一點睡到隔天七點是最有飽足的，發現原來自己是夜貓子，那麼在這個月第一天，就讓自己在夜晚一點準時上床，隔天七點起床；第二天則提早十五分鐘，變成十二點四十五分睡覺，一樣七點起床；第三天則變成十二點半睡覺，七點起床……以此類推，然後記錄隔天最佳的精神狀態，是在幾點幾分上床睡的。將這樣的時間固定下來，建立屬於你自己的生理時鐘，也可以發覺自己最足夠的睡眠時間大約是幾個鐘頭。

當你建立好了規律的生理時鐘，即便到了週末也要在同樣的時間入睡，才不會又打破了這個規律。這個方法比較適用於平常睡眠時間不固定，週末喜歡補眠的族群，因為生理時鐘紊亂，白天工作時容易疲累頭昏腦脹，晚上卻又無法睡的很深沉。如果是因為外力的干擾而睡眠時間無法固定，例如工作要輪班、要照顧小孩、長輩等，則可在中午過後找時間午休一下，讓自己暫時充電，恢復精神。

人的生理時鐘裡，其實是需要中午過後休息片刻的，這也是為什麼很多嬰幼兒和長輩，在下午的時段都需要一小段的睡眠。記得我在台灣念小學的時候，學校規定午休時間大家都要午休，我從那個時候就養成了睡午覺的習慣；後來出國後，多倫多的高中沒有規定午休時間，不過我到現在，還是習慣下午要騰出三十分鐘左右的時間稍做休息。

很多人下午不敢睡午覺，是害怕影響晚上的睡眠。大多數人從早上起床一直到晚上睡覺，中間間隔十幾個鐘頭，身體一直處在活躍、打仗的狀態下，也造成許多人到了晚上，大腦還是停不下來，也就是常聽說的「身體很累，但就是睡不著」。試著在中午飯後，睡大約三十分鐘，最長不可超過一小時，以免影響晚間的睡眠；午睡可讓自己暫時充電，提振精神，效果會比喝咖啡等提神飲料更好喔！

良好的睡眠環境

睡眠時間充足，品質卻不好的人，則要從生活細節和睡眠環境來進行改善，睡覺時最好將燈光都關閉，因為生理時鐘會隨著周遭環境而改變賀爾蒙的分泌，如果一直處在明亮的環境中，體內的運作就會持續在工作與亢奮的狀態中，而無法好好休息。不習慣黑暗的人可以留一盞小夜燈，但以不會直接照射到眼睛為佳。睡覺與工作的地方最好做區隔，不要將工作相關的東西，例如電腦、書籍、報表等放在床邊，睡前閱讀的習慣，如果不會影響到睡眠品質，倒是無妨，但如果是因為睡不著而看書，通常會愈看愈睡不著。

很多人習慣在睡前吃宵夜，但在太飽的狀態下入睡，除了對身體會造成負擔，也會影響身體放鬆休息的能力與新陳代謝而變胖，干擾睡眠，所以最好戒掉睡前吃宵夜的習慣。

有些人則是對聲音很敏感，容易被住家外面的汽車喇叭、摩托車聲、街道吵雜聲、或是枕邊人的打鼾聲……等影響，而無法好好入睡，這類情形則可以戴耳塞來防止干擾。

睡前泡個熱水澡也能幫助放鬆入睡，不要在睡前做劇烈的運動，最好做一些簡單、速度較慢的伸展讓身體放鬆；或在床上做一些自我按摩和呼吸法（參考p.168），最簡單的按摩就是將手心直接放在眼球上，不需要揉壓，藉由手心的溫度讓眼球周遭的小肌肉放鬆，是一個很簡單又舒服的方法。

我們每個人在努力的工作之餘，都需要有好的睡眠，來面對隔天全新的挑戰。根據二〇一〇年的統計，國人一年吃掉一．五億顆鎮定安眠藥，可見得睡眠障礙已成為現代人的通病了！每個人對於睡眠量的需求和習慣本來就不盡相同，

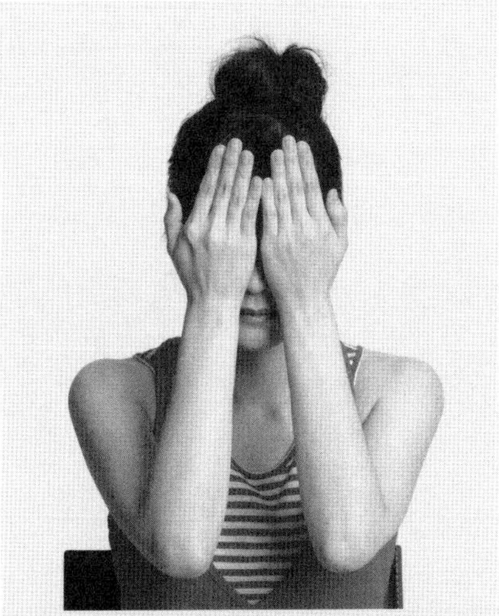

將手心輕放在眼球上，藉由手心的溫度讓眼球周遭的小肌肉得到放鬆。

不需要「捨不得」睡或是覺得自己睡太多、睡不著而感到罪惡，不同的人原本就有屬於自己最適合的方式，要找到適合自己的方式，才是最重要的。

睡眠是上帝賜給我們一個很特別的禮物，也是治療疲憊最有效的方法。當你在深沉的睡眠當中時，自癒力可以被完全的啟動，修復所有的傷口。如果目前的你也被睡眠障礙困擾著，不妨先嘗試這些自然的方法，若無法達到效果，再選擇服用藥物或是就醫，請專家協助。

缺乏運動型的疼痛和改善方法

曾經有一個想要瘦身的女生跟我說：「我寧可餓死，也不要運動。」我聽過很多類似的話，可見得真的有很多人不愛運動。近年來因名人提倡運動的好處，加上減重觀念的持續延燒，運動的風氣在台灣逐漸的建立起來，許多運動服飾品牌也有時尚感的設計，讓運動除了對身體健康有益，也成為一個具有流行感的指標活動。

大多數人的困擾是「沒時間」運動，或是不知道運動的方式對不對，當自己不確定方法是否有效，而在短時間內又沒有看到顯著效果的時候，就很容易選擇放棄。

我看過非常多的個案，在過去有反覆的慢性疼痛，或是下定決心要運動瘦身卻半途而廢，都是因為運動的方式錯誤，而無法持續運動的習慣。有一個研究發現，「不動的生活」（sedentary lifestyle）相當於一天抽二十根菸的壞處，說明了缺乏運動對健康有多嚴重的傷害。

肌肉量減少，容易造成關節磨損，產生慢性疼痛

長期缺乏運動，基礎代謝會變得緩慢，肌肉量減少，人就會漸漸的發胖。肥胖的人在開始運動的初期，挫折感會比較多，例如，容易喘，或是關節處、肌肉

等部位容易產生疼痛，因此擔心自己「愈運動愈糟糕」而直接放棄。但是當體重愈來愈重，身體的負擔愈來愈大的時候，如果肌肉沒有足夠的力量支撐，長時間下來就容易造成關節的磨損，產生退化、慢性疼痛的情況。

人體需要多方平衡的機制，才能讓身體可以有效率的運作，其中很關鍵的一個環節，就是要做「對」的運動。運動可以分成很多不同類型目標的運動，例如，增強心肺功能的有氧運動、增加肌肉機能的重量訓練、或是其他鍛鍊平衡感、協調性、柔軟度……等，都是藉由不同方式的運動來提升健康。

我自己原本也不是一個愛運動的人，大學時因為發生車禍，那段時間必須固定進行復健運動，才發現原來伸展、強化的動作對於疼痛有很大的幫助。後來念醫學院的時候，班上的同學幾乎都有運動的習慣，彼此間會討論上健身房、打球、跑步等相關話題，看到很多女生把自己的身體線條練得很有型且漂亮，心裡覺得很羨慕，就決心培養好的運動習慣。

跟大多數人一樣，在一開始不懂得怎麼做「對」的運動時，很容易受傷，或是一不小心就把自己練成「金剛芭比」，所以無論你在過去有什麼樣的運動基礎，當你下定決心要再開始「動起來」的時候，一定要從最基本最簡單的步驟開始，例如快走、爬樓梯、伸展……等較容易的運動。尤其對於處在慢性疼痛的患者，有許多的肌肉、關節已經「卡住」很久了，千萬不要硬拉、硬撐，或覺得「痛才有效」，當我們一下子給肌肉太多的負擔時，很容易會適得其反，結果疼痛不但沒有解除，還造成了更多的傷害。

改善方法：做「對」的運動

剛開始想建立運動習慣的人，可在本子上寫下你想要運動的原因——為了再瘦兩公斤、或希望腰不要再痠痛、或想要有更好的體態，將想要達成的目的都寫下來，釐清自己想要運動的動力。

確立自己的「運動動力」後，接著很重要的是，要訂定短期、中期和長期目標。所謂短期，大約是三個月的時間，中期是六個月，而長期則可以是一年到兩年，寫下在各階段裡，你希望能夠達成的目標。例如，在未來的三個月當中穩定的瘦下三公斤，或是在六個月後能穿下某一件洋裝……等。這些具體的目標，可以清楚的記錄下運動動力，在運動出現瓶頸時，提醒自己。不過要注意的是，目標必須是合理而且可能達成的，千萬不要在一開始就訂下每天跑五公里、或是三個月瘦十公斤之類難以達成的目標，很容易因此感到沮喪而放棄。

長期缺乏運動的人在一開始動的時候，會產生「乳酸堆積」的痠痛感，類似像是爬山或是騎腳踏車之後「鐵腿」的感覺，遇到這樣的情況，不用太過於擔心，只要在痠痛發生的兩天當中先減少運動量，多喝水把過多的乳酸代謝掉，之後再恢復原定的運動習慣。當身體漸漸習慣了一定的運動量，乳酸堆積的情況就會慢慢的改善，之後即使做比較劇烈的運動時，也不會有痠痛的反應了！

運動3、3、3

當你已經決心開始運動了，在初期可參考「運動3、3、3」原則——一天三十分鐘以上、一週三次以上，做心跳速高於一分鐘一百三十下的運動。很多人會說騰不出三十分鐘的時間來做運動，其實，在生活中就能找到時間做運動，並不困難喔！

例如，每天出門工作、買東西、辦事情時，穿上一雙舒服的鞋子，用較快的步伐、讓自己有點喘、使心跳加快的速度，走到捷運站或公車站牌，這樣早晚各一趟十到十五分鐘的路程，你就完成大約二十到三十分鐘的運動量了！如果住家離站牌很近，則可走到下一個站牌或是下一個路口再搭車，讓自己在通勤的路上順便達到運動的效果。

爬樓梯：強化下半身肌肉

爬樓梯也是可以強化下半身肌肉很好的運動，中午外出用餐或是上下其他樓層時，可以選擇爬樓梯當作運動的方式，不過要注意，下樓梯是對於下半身關節較有負擔的動作，要特別留意身體的重心和梯間的距離，避免發生扭到腳或是跌倒的情況。

走路和爬樓梯都是屬於有氧類型的運動，簡單的說，主要目的是為了增強心肺功能和訓練大肌群，屬於全身性的運動。有氧類型的運動有助於燃燒體脂肪，如果想要減緩疼痛，還是要從伸展型的運動做起。

拉筋：舒緩肌肉緊繃

伸展型的運動就是俗稱的「拉筋」，透過延展肌肉的方式，舒緩肌肉緊繃的問題。肌肉長期處在特定的收縮狀態下，就會影響肌肉應有的彈性。肌肉是藉由肌腱附著在骨頭上，當肌肉失去應有的彈性和柔軟度時，關節的活動度就會跟著受限。舉例來說，平時久坐在辦公室、或下班後就只坐在沙發上看電視的族群，會因為膝蓋和髖關節彎曲的時間過長，使得大腿後側的肌肉很少得到足夠的伸展；當大腿後側的肌肉長期緊繃時，除了局部肌肉的含氧量降低產生痠痛之外，還會影響臀部和腰部周遭的肌肉，使得腰部、臀部都有痠痛的感覺，類似像「坐骨神經痛」的問題。

肩關節附近也是常見的痠痛部位，因為大部分的時間，手部的施力都是在肩膀垂下的角度，除非有特別做伸展運動的習慣，否則我們很少會去轉動肩關節或做高舉手臂的動作，因此很多人的肩胛骨下方接近肩關節的肌肉都很緊繃，時間久了也就形成肩膀舉不起來，而產生疼痛的毛病。

簡單的伸展運動，可讓肌肉的線條變得柔順，增加肌肉的柔軟度。平常除了可利用零碎時間走路、爬樓梯之外，也可以在早上起床後或是睡前，各做十分鐘左右的伸展。我很喜歡在早上起床時做上半身的伸展，只要十分鐘就能讓頸部、肩膀有「清醒」的感覺，同時想一下今天該做的事情、一天的行程……等細節，會讓思緒更加清晰；晚上睡覺前則可以做下半身的伸展，在一天忙碌的工作之後，舒緩腿部腫脹、痠痛的感覺。

做伸展動作時，速度一定要放慢，在初期可以先從頸部的伸展做起，盡量讓頭部慢慢的延展到每個方向的最極端，大多數人都有頭部往前傾的習慣，往後的方向可稍微停留久一點的時間，再往其他的方向繼續做伸展。如果你做完頸部的轉動之後感到暈眩，不用緊張，只要暫時停下這個動作即可。頸部有很多敏感的小肌肉，所以容易有頭暈的反應，表示頸部的活動真的很缺乏，下次再做這個動作時，把角度再收回來一些，有拉伸到的感覺就好，之後再慢慢把角度放大。

接著，可以嘗試肩關節的伸展。這個伸展相信大家都有做過，將兩手一上一下在背後扣住，讓肩關節得到柔軟度的訓練。剛開始如果兩隻手無法扣住，可以先稍微暖身，讓肩膀慢慢的由前往後轉動，大約轉動三分鐘之後，再嘗試背後扣住的動作；或先用毛巾輔助，不要強迫自己做太困難的動作，只要有拉開的感

頸部伸展

1

預備動作，正坐在椅子上，身體放鬆。

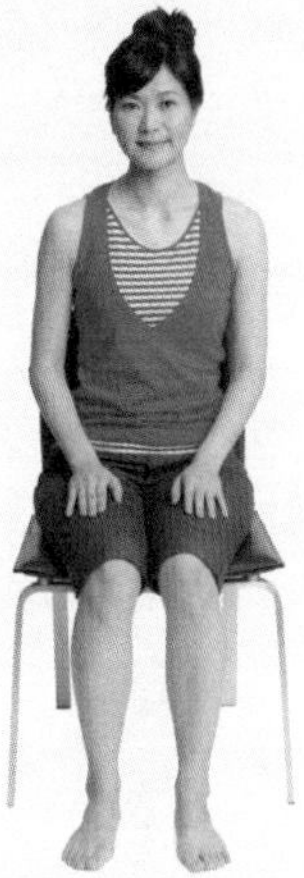

2

輕輕將頸部往前壓低，直到後頸部有被拉開的感覺。

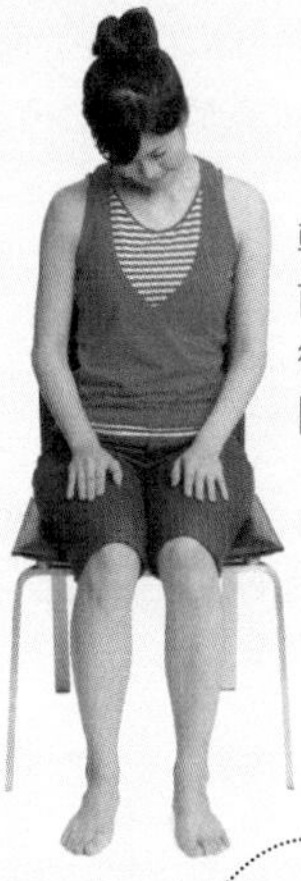

3

在步驟2稍作停留後，以順時針方向轉動頸部，轉到右側時，左側頸部應有伸展開來的感覺。

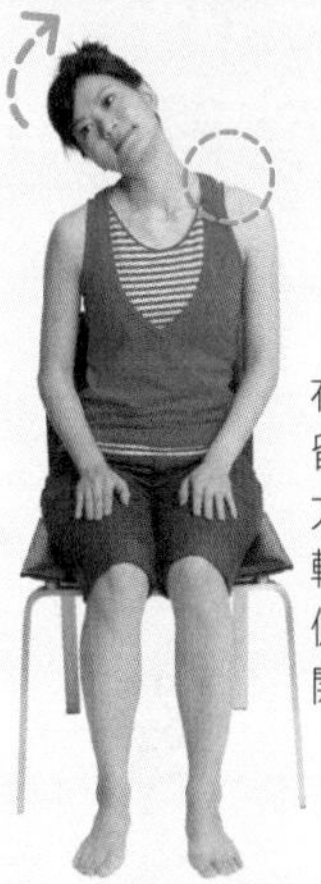

Point

☆注意，做伸展時要抬頭挺胸，千萬記得不要駝背。
☆速度要盡量放慢，以20秒轉一圈的速度為佳。
☆若有頭暈的情況，可以將速度再放慢或是將角度拉回來一點，不需要太過用力，有拉伸到的感覺即可。

4

轉到正後方時可稍作停留，前頸應有伸展開來的感覺。

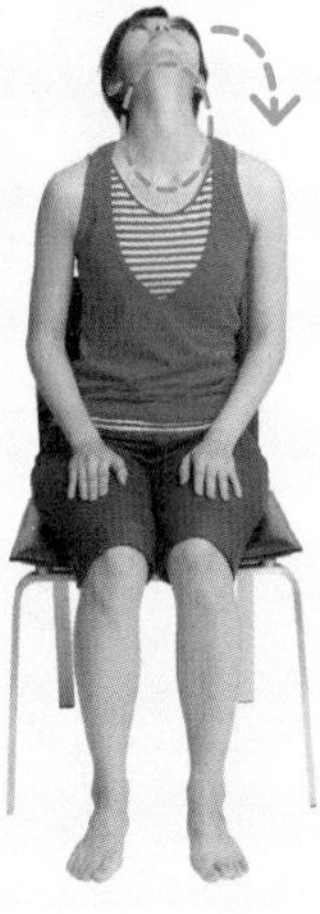

5

繼續順時針的方向轉到左側以伸展右側的頸部肌肉，並稍作停留。

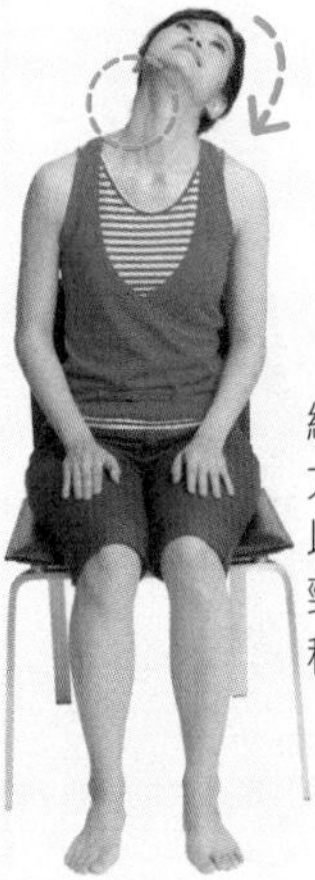

6

轉一圈後回到原點，可以再以逆時針的方向慢慢的再轉一圈。

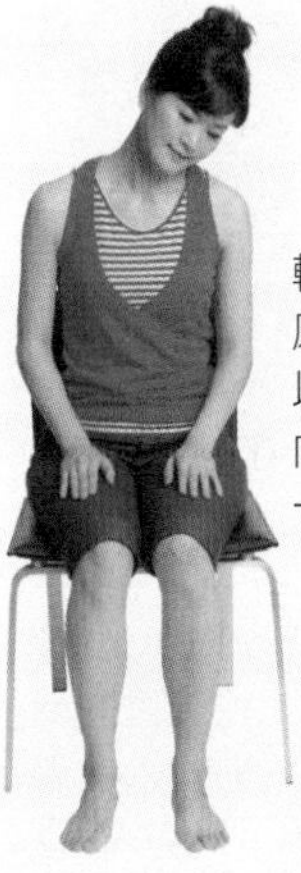

順時針和逆時針方向各轉五圈

Point

☆若肩關節太過僵硬，兩邊的手指無法靠在一起，可以先用毛巾輔助，等到關節訓練到比較柔軟的時候，再慢慢嘗試讓手指扣在一起。

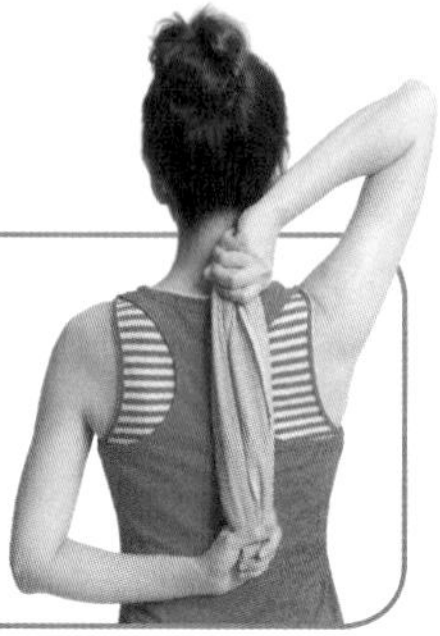

肩關節伸展

1

預備動作，輕鬆將雙肩垂下。

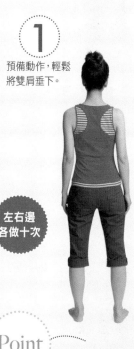

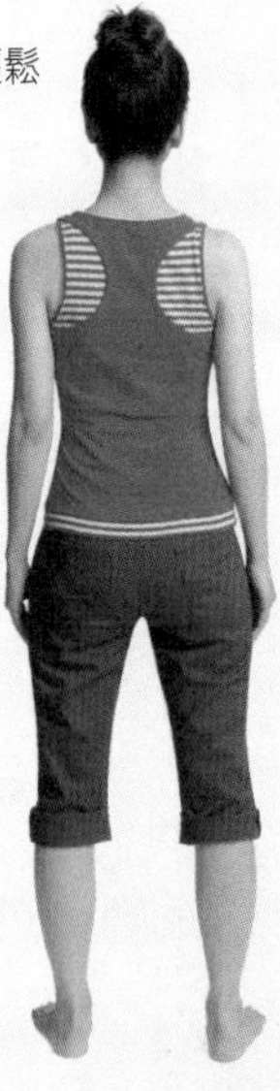

2

將右手筆直往上舉，直到與身體呈一直線。

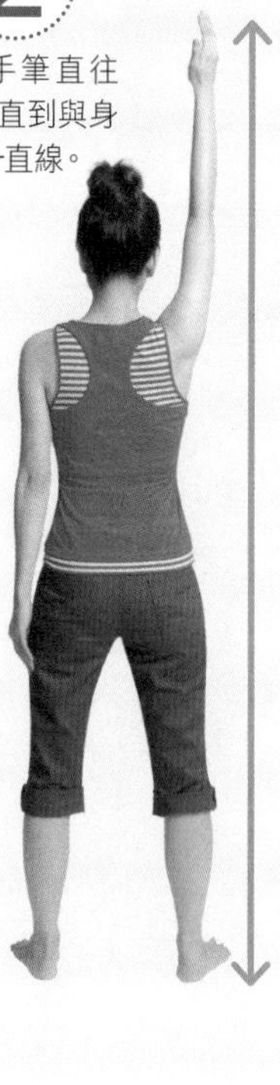

3

將右手肘往身後彎曲，左手手肘往上拉，直到左右手的手指可以扣在一起，停留約30秒。

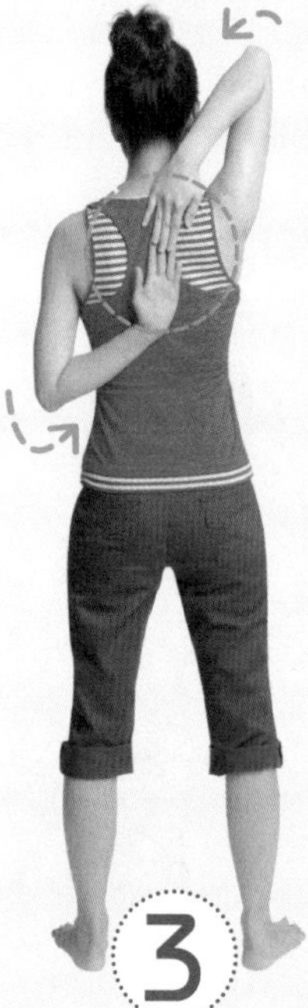

左右邊各做十次

Point

☆胸口和肩膀應該都有伸展開來的感覺。

☆記得做伸展的時候不要低頭，視線盡量往正前方的角度。

肩膀往後轉圈

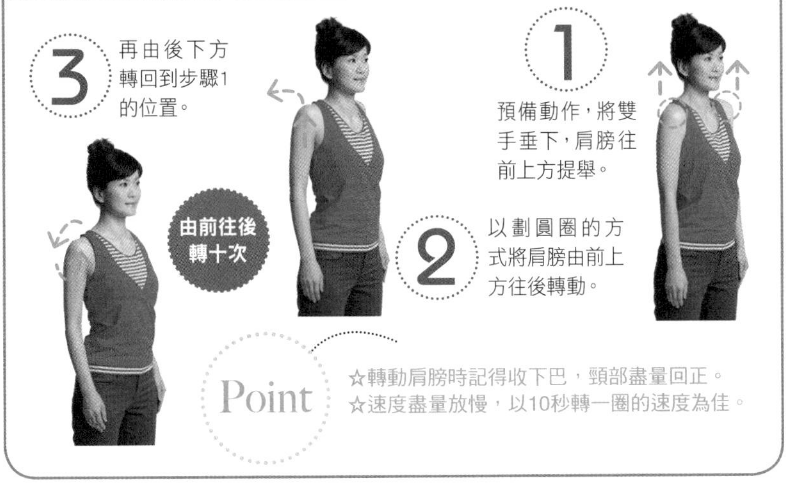
3
再由後下方轉回到步驟1的位置。
1
預備動作，將雙手垂下，肩膀往前上方提舉。
由前往後轉十次
2
以劃圓圈的方式將肩膀由前上方往後轉動。
Point
☆轉動肩膀時記得收下巴，頸部盡量回正。
☆速度盡量放慢，以10秒轉一圈的速度為佳。

覺，活動度、柔軟度自然會慢慢的進步。

看電視時則可做大動作的伸展，例如大腿後側或是大腿內側的伸展、手臂的伸展，都是可以邊看電視邊做的運動，相對可以省下不少時間。

上班當中的休息時間，也要讓自己多動，可在自己的位置上做頸部和肩膀的轉動，也可利用椅子扭轉腰部和伸展臀部的肌肉，在上班的空檔中做一些簡單的伸展運動，可以提高精神，讓頭腦更清晰。

想要持續有耐力的做運動，則需要規劃有趣一點的內容，才不會一下子就覺得乏味而放棄，例如，每天做不同種類型的

大腿後側伸展

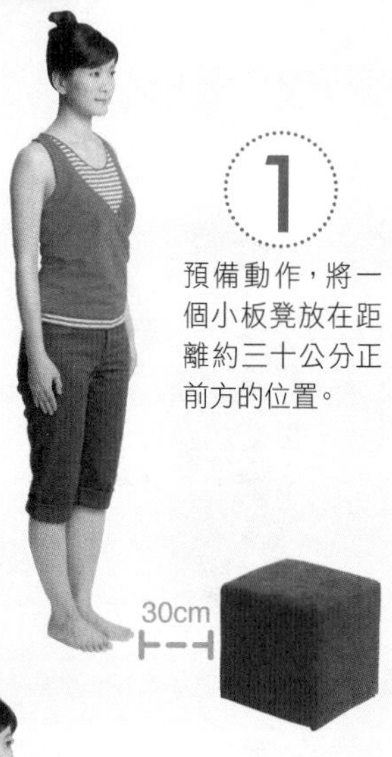

1

預備動作，將一個小板凳放在距離約三十公分正前方的位置。

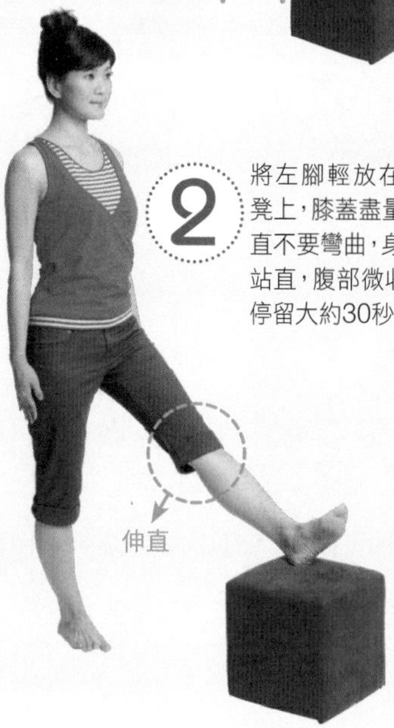

2

將左腳輕放在板凳上，膝蓋盡量伸直不要彎曲，身體站直，腹部微收，停留大約30秒。

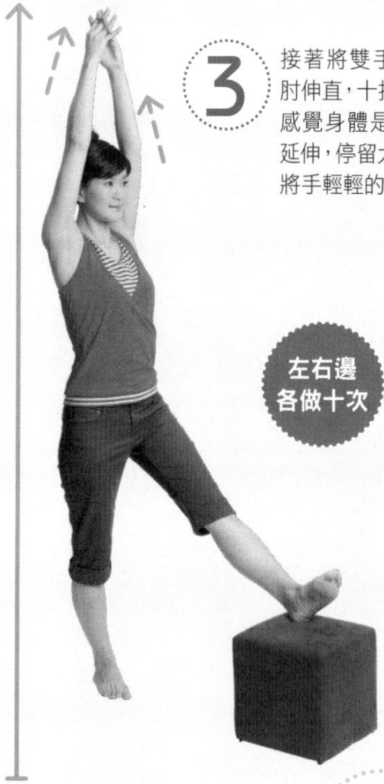

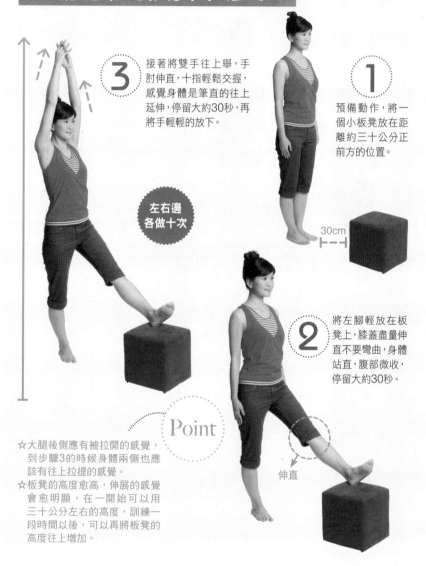

3

接著將雙手往上舉，手肘伸直，十指輕鬆交握，感覺身體是筆直的往上延伸，停留大約30秒，再將手輕輕的放下。

左右邊
各做十次

Point

☆大腿後側應有被拉開的感覺，到步驟3的時候身體兩側也應該有往上拉提的感覺。

☆板凳的高度愈高，伸展的感覺會愈明顯，在一開始可以用三十公分左右的高度，訓練一段時間以後，可以再將板凳的高度往上增加。

大腿內側伸展

腿部

1

預備動作，將一個小板凳放在距離約三十公分正右方的位置。

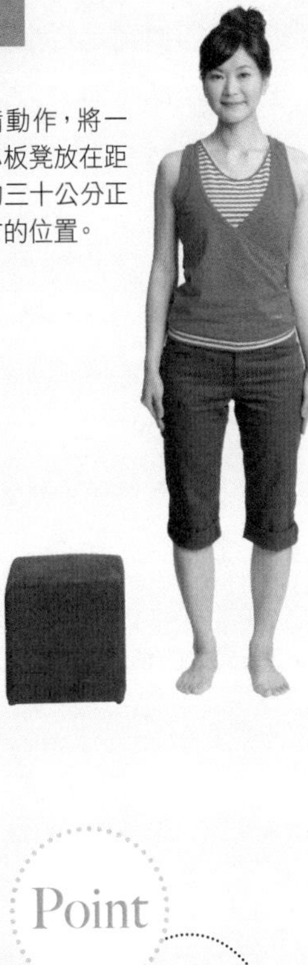

2

將右腳輕放在板凳上，膝蓋不要彎曲盡量伸直，身體站直，腹部微收，停留大約30秒。

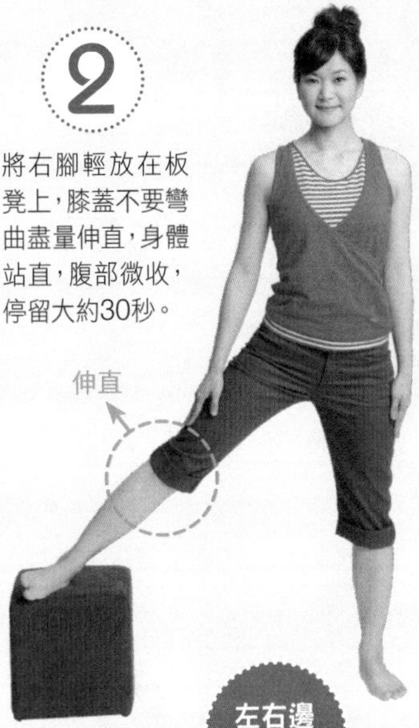

左右邊各做十次

3

接著將雙手往上舉，手肘伸直，十指輕鬆交握，感覺身體是筆直的往上延伸，停留大約30秒，再將手輕輕的放下。

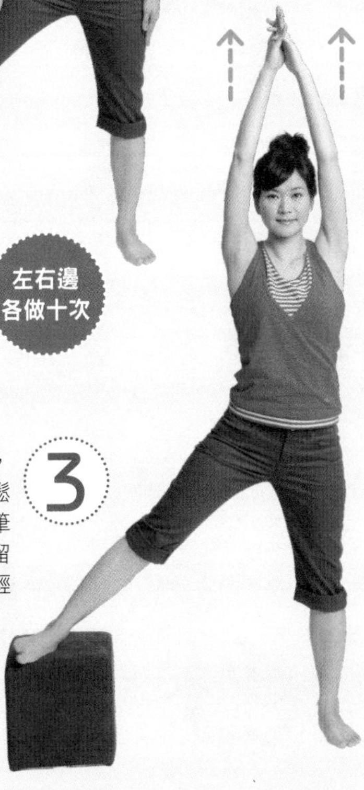

Point

☆右大腿內側應有被拉開的感覺，到步驟3的時候身體兩側也應該有往上拉提的感覺。

☆板凳的高度愈高，伸展的感覺會愈明顯，在一開始可以用三十公分左右的高度，訓練一段時間以後，可以再將板凳的高度往上增加。

手臂及側身伸展

Point

☆在步驟3的時候身體不需要太彎，只要側身和手臂有被伸展到的感覺即可。

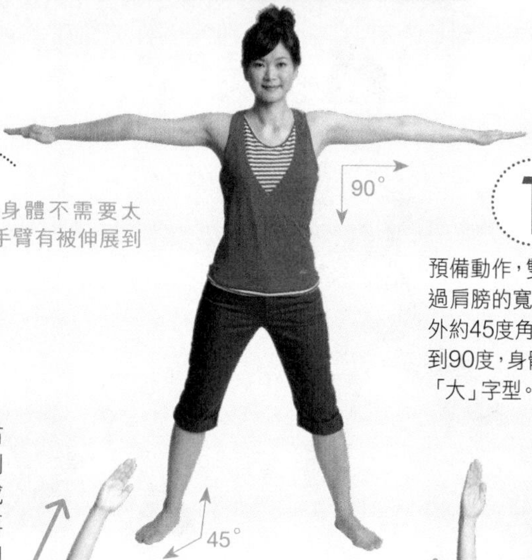

1

預備動作，雙腳張開超過肩膀的寬度，腳趾往外約45度角，雙手平舉到90度，身體呈現一個「大」字型。

3

身體向左側彎曲，右側身體從大腿到側身到手臂有拉伸的感覺，停留約30秒，再慢慢回到步驟2，再回到步驟1。

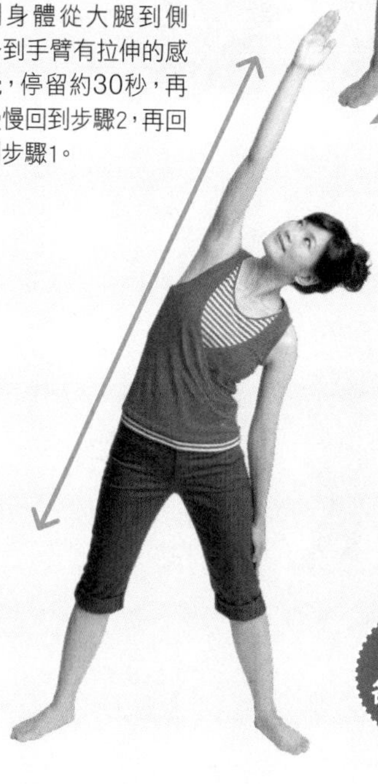

2

左手慢慢放下貼到大腿，同時右手慢慢往上舉到與地面垂直，腹部微收。

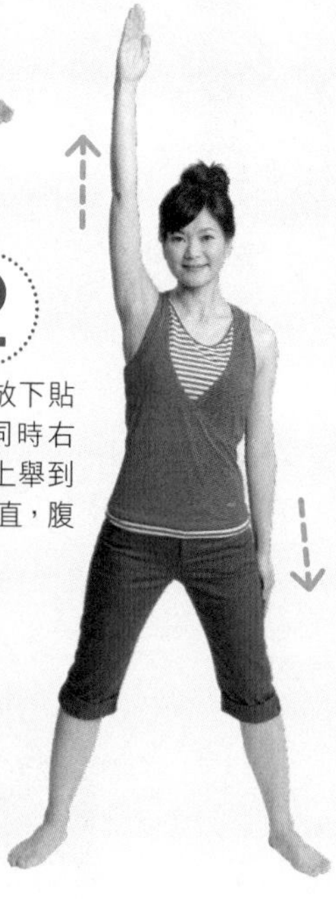

左右邊各做十次

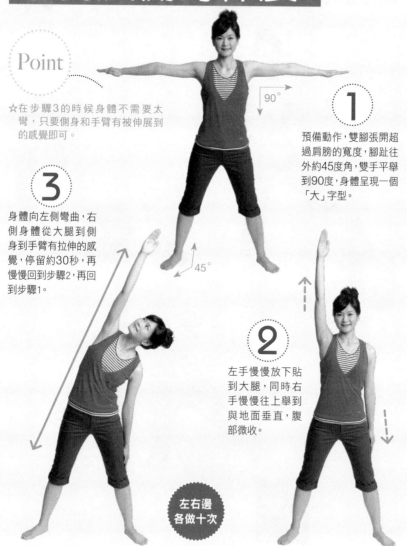

手臂

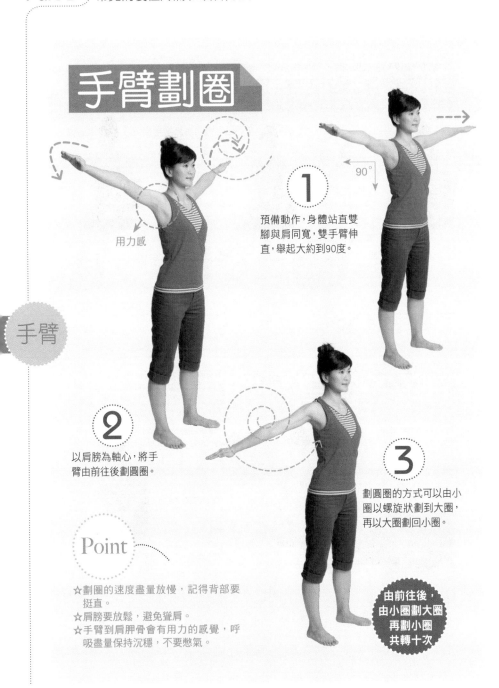

手臂劃圈

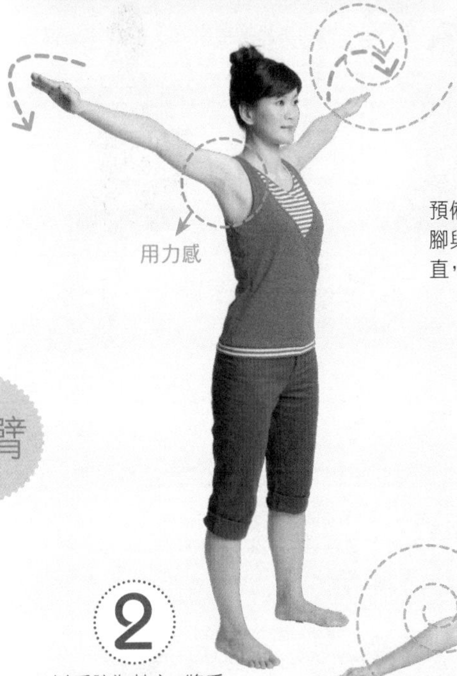

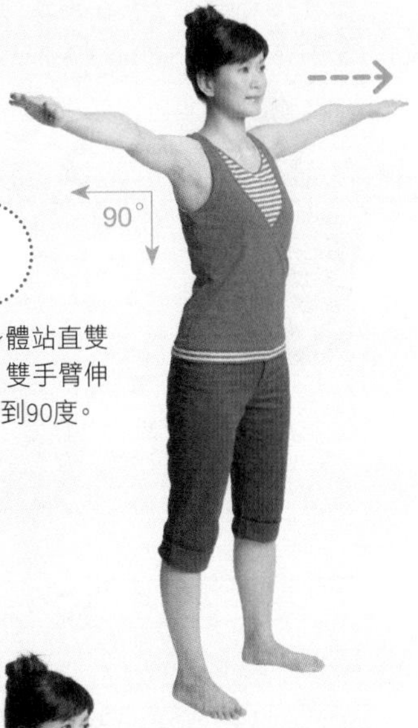

1

預備動作，身體站直雙腳與肩同寬，雙手臂伸直，舉起大約到90度。

2

以肩膀為軸心，將手臂由前往後劃圓圈。

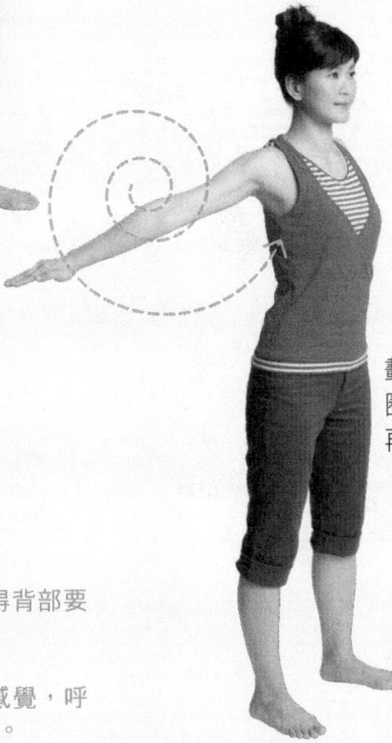

3

劃圓圈的方式可以由小圈以螺旋狀劃到大圈，再以大圈劃回小圈。

由前往後，由小圈劃大圈再劃小圈共轉十次

Point

☆劃圈的速度盡量放慢，記得背部要挺直。
☆肩膀要放鬆，避免聳肩。
☆手臂到肩胛骨會有用力的感覺，呼吸盡量保持沉穩，不要憋氣。

辦公室腰部扭轉

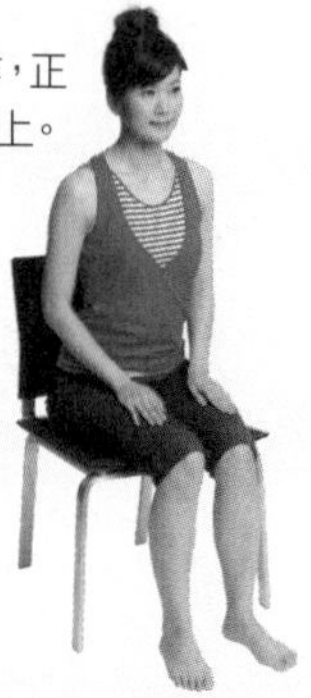

1

預備動作，正坐在椅子上。

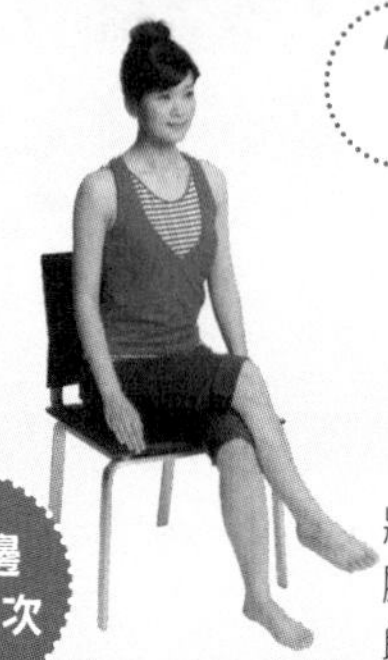

2

將右腿放到左腿，像是翹二郎腿的姿勢。

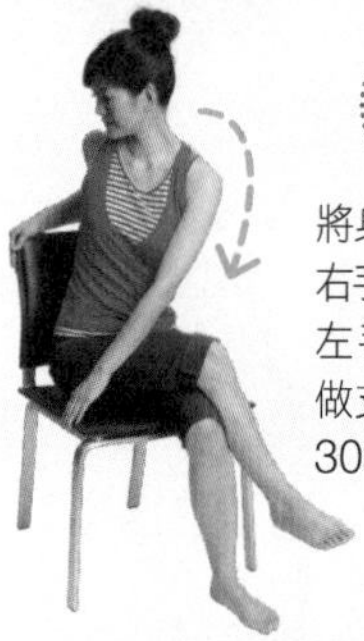

3

將身體往右轉，右手扶住椅背、左手扶住椅面做支撐，停留約30秒。

左右邊各做十次

Point

☆椅子記得要選擇固定式、沒有輪子不會滑動的，椅面盡量穩固，像沙發類型的椅子就不適合。

☆在步驟3時身體從腰部開始應有被拉伸開來的感覺。

辦公室臀部伸展

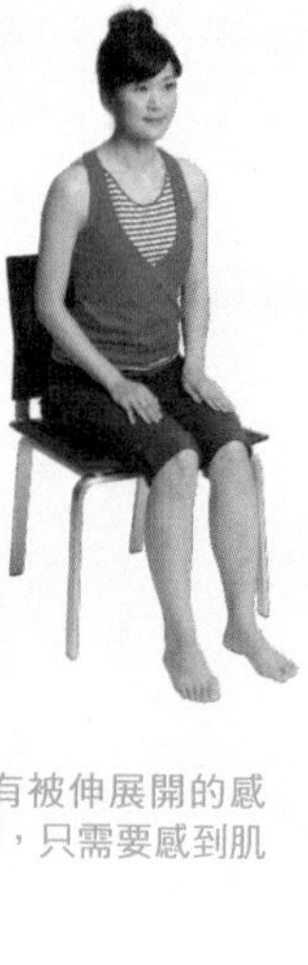

1

預備動作，正坐在椅子上。

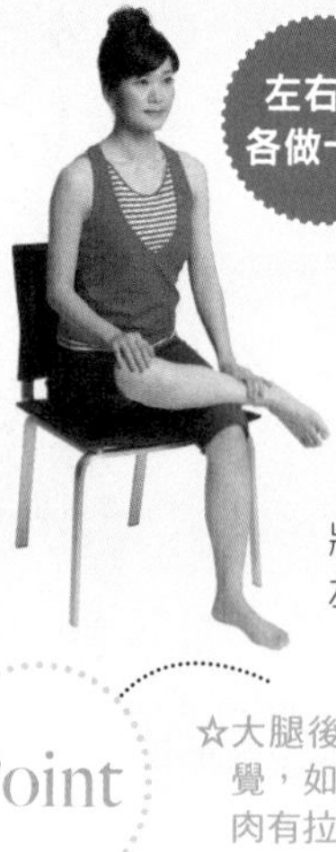

2

將右小腿放在左大腿上。

左右邊各做十次

3

身體往前彎曲，將雙手輕垂在地上，停留約30秒。

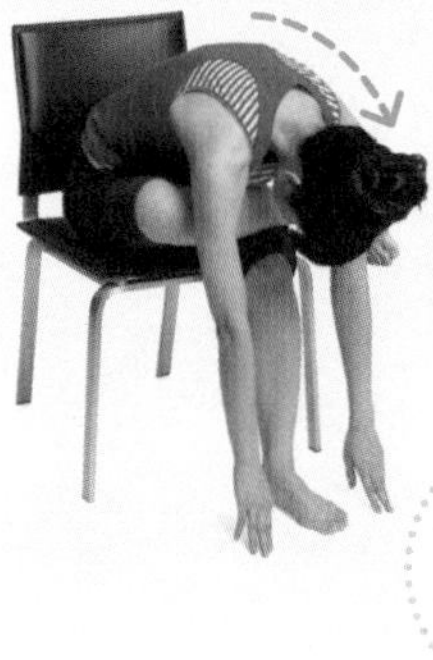

Point

☆大腿後側到臀部的肌肉應有被伸展開的感覺，如果彎不下去不要硬撐，只需要感到肌肉有拉開的感覺即可。

運動，可以讓運動的習慣更持久，也讓身體各個機能都得到足夠的鍛鍊。在開始規劃時，可以用星期一、三、五，二、四、六來做區隔；例如，星期一、三、五是走路或爬樓梯的日子，就讓自己在通勤時有三十分鐘的步行時間，星期二做肩頸的伸展，星期四做腰臀的伸展，星期六做腿部的伸展，星期日規劃出遊、騎腳踏車、打球等休閒活動，將每天三十分鐘的運動習慣融入在生活當中，就不會覺得運動是一件那麼辛苦又「沒時間」的事情了！

在你的體適能狀態轉好之後，就可進階的去參加瑜伽、皮拉提斯、舞蹈，或是球類的相關課程，當身體不停的在活動時，肌肉自然會保留豐富的彈性，體力會比較好，疼痛也不會一直找上你喔！

姿勢不良型的疼痛和改善方法

一天二十四小時當中，無論是靜態或是動態、休息或是行走，我們都需要脊椎、骨骼、關節和肌肉彼此的協調和受力，來支撐身體的重量。

根據二〇一一年一份「國人痠痛認知大調查」顯示，高達八成以上的民眾有痠痛的困擾，甚至約有四成二的受訪者是每天超過三個小時都維持在同一個姿勢，而超過三分之二的痠痛問題，都源自於錯誤的姿勢。

姿勢的養成是非常多不同變因組合之下的結果，包括心理狀態、生活習慣、肌耐力、還有本體感覺。所謂本體感覺，是指身體本身的位置、肌肉的控制和周遭環境之間的空間對應的關係，例如，走路時要花多大的力氣踏到地板、或爬樓梯，坐下時椅子的高度，腿部所需要彎曲的角度……等，每一個動作都需要本體感覺的訊息傳遞配合肌肉的收縮和放鬆，才能讓這些動作、姿勢維持在有效率而準確的狀態。有些人講話、看電視時，頭總是歪歪的，或走路時步伐特別用力、爬樓梯時容易絆到階梯，這些都和本體感覺不夠協調有很大的關係。

而就心理的層面來看，很多心理的狀態，也會從姿勢的呈現當中表現出來。例如，缺乏自信的孩子容易養成駝背、低頭的習慣，沒有安全感的人睡覺時會把頭埋起來或是蜷縮著睡，這一類型的姿勢問題，雖然和骨骼、關節、肌肉無關，可是長期下來的錯誤姿勢，則會造成肌肉的拉扯，影響到關節的位置，也會引起慢性疼痛的問題。

3C產品也大大改變了現代人的生活，大量的仰賴電腦、網路、手機，長時間不由自主的低頭上網、打電動、工作、寫報告等，使得肩頸和腰部肌肉的過度使用，而產生痠痛、發炎等現象。當身體的肌肉收縮用力的方式錯誤，會進而改變肌肉的彈性和柔軟度，使得肌肉變得僵硬而無力，影響到脊椎的正常弧度。

每一個人在姿勢、體態、步態上都有自己特有的習慣，這也是為什麼有些人光聽腳步聲，就能夠判斷是誰來了，或是在很遙遠的距離，就能夠認出對方的身影。姿勢上的習慣，無形中透露了許多非語言的訊息，對身體來說，也可能同時產生許多慢性的疼痛。想要改善姿勢不良所造成的疼痛，就需要對身體更深入的了解以及著手改變生活中許多的小細節，才能讓體態的改變一次到位。

改善方法：培養良好的體態

要有效的改變過去姿勢上的壞習慣，必須要「裡、外」都改變，意思是說，身體用來維持姿勢所使用的肌群必須得到足夠的鍛鍊，加上環境的改造配合，才有可能改變過去體態上的壞習慣。

培養良好的體態，首先要認識幾個重要的部位和肌肉群。骨盆是身體的重心位置，無論坐著、站著或是行走的時候，都需要讓骨盆以及骨盆周遭的肌肉群協

骨盆、身體的重心

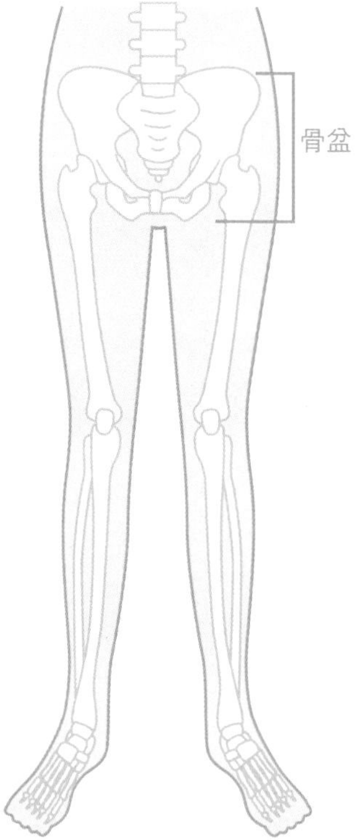

骨盆位於身體的重心位置，無論是靜態或動態，都需要骨盆及其周遭肌群強而有力的支撐，才能維持良好的體態。

骨盆底肌群

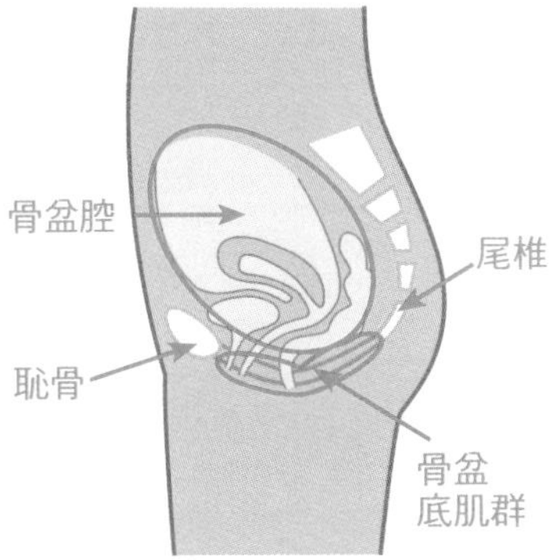

骨盆底肌群是位於骨盆腔最底端，由尾椎連接到恥骨，用來保護身體內部器官的重要肌群。

核心肌群

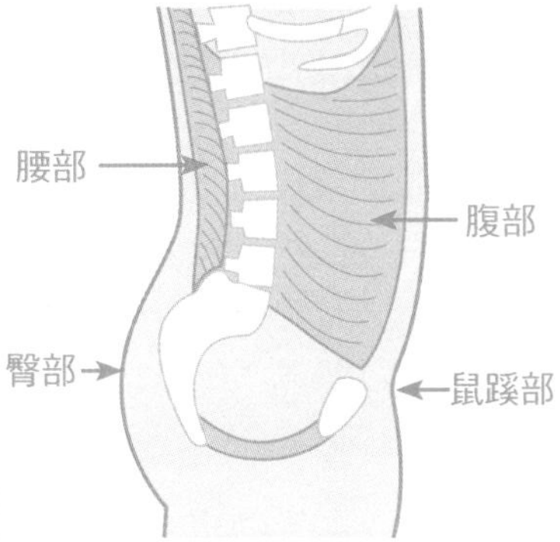

核心肌群是由腹部、腰部和臀部、鼠蹊部這一大塊區域的肌肉所組成，是支撐身體體態重要的大功臣。

調的運作，才可以讓我們身體的重量被有效率的支撐。穩定身體軀幹很重要的一組肌群，叫做「核心肌群」，是由腰部、腹部連到骨盆、鼠蹊部這一大塊區域的肌肉所組成的。骨盆底有另一組肌肉群叫做「骨盆底肌群」，是用來保護身體內部的器官，位在骨盆底由尾椎連接到恥骨這一塊區域。對於習慣久坐的人來說，骨盆底肌群和核心肌群通常都無法有效的使用，除了因此讓腹部無力、習慣駝背之外，也會引起許多女性滲尿、骨盆腔疼痛等問題。

核心肌群的屬性和分工，還可以細分為深層的內部肌群（inner corset）以及表淺的外部肌群（outer corset）。許多人為了瘦小腹，會嘗試許多腹部的鍛鍊，例如仰臥起坐，這類型的動作主要是針對外部肌群做鍛鍊，內部肌群的訓練則需要透過深度的收縮才能夠感受得到。

內部肌群

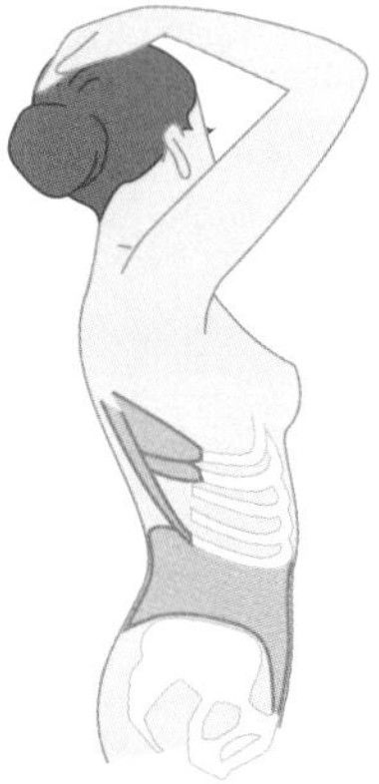

核心肌群裡深層的內部肌群

外部肌群

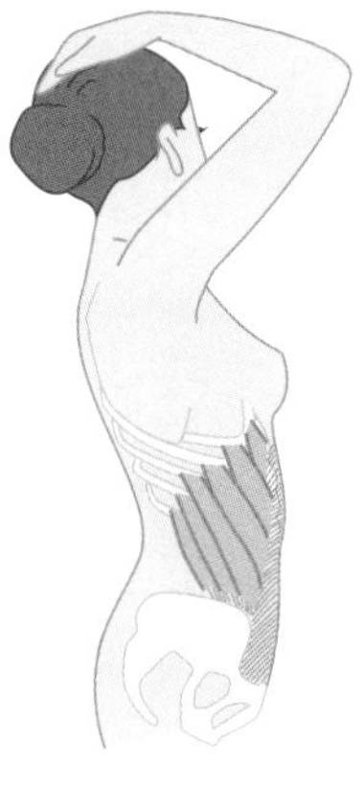

核心肌群裡外層的外部肌群

正確收縮腹橫肌，徹底改善姿勢不良

影響體態和脊椎穩定很關鍵的肌肉，是位在核心肌群裡的「腹橫肌」（transversus abdominis），當我們的位置重心擺在骨盆之後，如果在坐著或是行走時，都能知道如何收縮使用腹橫肌，就可以徹底的改善姿勢不良的問題。

腹橫肌在什麼地方？如何用力？首先，可以先嘗試一個簡單的練習；讓自己跪坐在床上或是有軟墊的地板上，臀部直接坐在腳踝上，如果踝關節太過於緊繃，在接觸床面或地面時不太舒服，可在腳踝下墊一個捲起來的毛巾，如果膝關節太僵硬無法做大幅度的彎曲，也可在臀部和小腿之間放一個小軟墊。

跪坐在床上之後，盡量讓自己上半身放鬆，雙手放在大腿上，慢慢做幾個簡單深沉的呼吸；接著，嘗試讓自己的骨盆底肌群做往內的收縮，感覺有點類似像在憋尿的用力方式，停住大約二到三個呼吸，然後再放鬆。

當你放掉力量的時候，如果有感覺到身體的重量壓到腿上，代表你目前還不會運用骨盆底肌群的力量，或是骨盆底肌群的力量太虛弱，所以身體會不由自主的借用腿部和臀部的肌肉力量來做收縮。多做幾次的練習，開始懂得單獨使用骨盆底肌群的力量後，注意腹部的感覺，下腹部應該有些微收縮的感覺，是深層肌肉的變化，收縮時，腰部不會有任何的移動，在腹部應該有往上往內用力的感覺，帶著一點點腰部的用力，這時你所用到的就是「腹橫肌」。

當我們在坐著、走路的時候，雖然不需要收縮骨盆底肌群，但可以刻意收縮腹橫肌，這樣的用力姿勢可讓體態優美，減少腰椎和骨盆的負擔。雖然感覺上和收小腹的用力很類似，但是在作法上，需要更深層肌肉的用力，如果初期感覺不到，多做幾次跪坐的練習之後，就可體會得到。

另外，坐在椅子上時，同樣需要骨盆和腰椎位置上的控制。開始

正確收縮腹橫肌

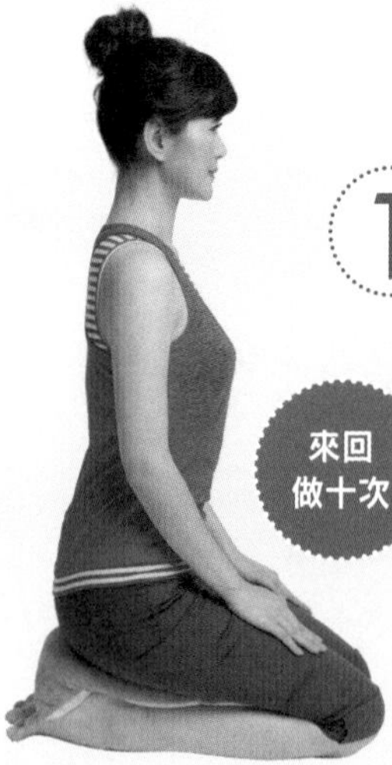

來回做十次

1 跪坐時讓骨盆底肌群做往內的收縮，感覺類似像是在憋尿的用力方式，停住大約二到三個呼吸，然後再放鬆。

2 下腹部應該有些微收縮的感覺，這是深層肌肉的變化。

Point

☆當你放掉力量的時候，如果感到身體的重量壓到腿上，表示你的骨盆底肌群的力量不足，所以身體會不由自主的借用腿部和臀部的肌肉力量來做收縮。

做訓練的時候，先找一張你常用、舒服的椅子，高度上，臀部會略高於膝蓋一點點，椅面是平坦、柔軟而堅固的，不要有特殊造型、會滑動的滾輪、或是太軟的沙發；先以習慣的姿勢坐下，有些人會些微的駝背、或靠著椅背，但都沒關係，這個動作是讓你感受骨盆底坐骨、恥骨、骨盆底肌肉群和腰椎的相對位置。

接著，將雙腳平放在地上，兩側膝蓋與肩膀同寬，骨盆稍微往上提起來，感受兩側的坐骨會碰到

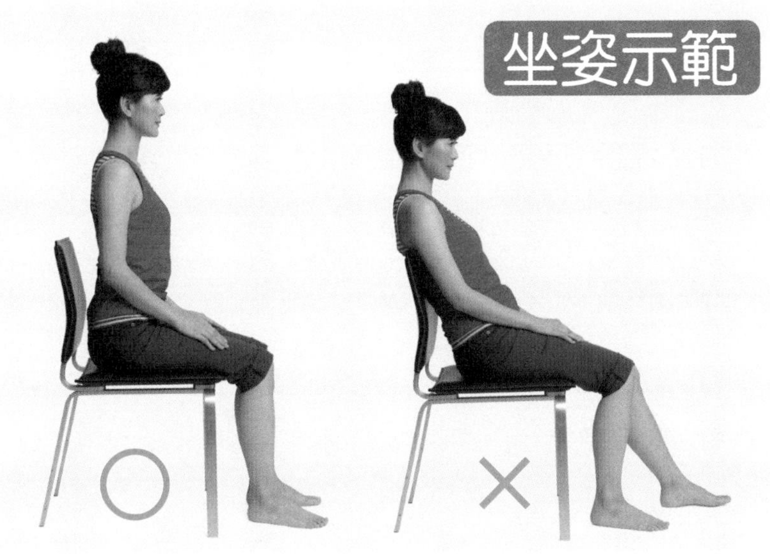

椅墊，恥骨的位置和尾椎的位置會在同一個平面上，臀部不用刻意夾緊，感覺骨盆底肌群是打開的，這時身體的重量會落在坐骨的前方一點點的位置以及大腿上方，最理想的重量分布是百分之六十在骨盆，百分之四十在下肢。

當下半身的位置調整好了之後，上半身的位置會隨著改變，腰椎的弧度會落在最自然的微彎狀態，也可以提起胸口，減少肋骨壓迫到腹部的情況。一般來說頸部的位置會同時跟著回到胸椎的上方，減少下巴上仰、頭頸前傾的壞習慣。

讓肩膀更有力量的肩胛骨訓練

如果姿勢的壞習慣太嚴重，除了骨盆和核心肌群這個區塊的訓練以外，還需要做上半身肩胛骨的訓練。

跟下半身一樣，想要維持良好的體態，有一些關鍵的肌肉群需要多做鍛鍊。經常維持同樣姿勢不動，或是習慣駝背、搬重物的人，身體側邊接近肩胛骨的

「前鋸肌」(serratus anterior)扮演了很重要的角色。

許多人在嘗試抬頭挺胸的時候，總覺得挺胸的姿勢好累，或是抬頭挺胸之後更不舒服，都是因為前鋸肌的力量不足。駝背的族群裡，有很多人的肩胛骨有外翻的樣子，或是兩片肩胛骨的輪廓很明顯，就是因為平時肩關節的用力方式不當和前鋸肌的不協調所造成的。

要學習使用前鋸肌，可以做一個簡單的練習。坐在椅子上面對牆壁，雙腿與肩同寬平放在地上，椅子和牆壁的距離在手臂伸直與身體維持九十度時，手腕可以輕鬆靠在牆上的寬度。坐著的時候記得使用前面提到的方法，讓骨盆上提、腰部打直，手掌和手指頭平貼在牆上。接著，慢慢用手掌和手指的

前鋸肌

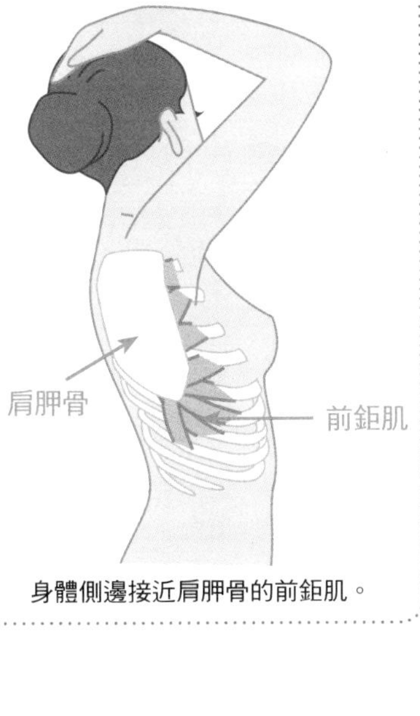

身體側邊接近肩胛骨的前鋸肌。

訓練前鉅肌

Point

☆在往牆面推進時，應該感覺到肩膀和肩胛骨周圍肌肉收縮用力的感覺，如果感覺不到，可以用無名指和小指頭的力量往牆壁推進，就可以感受到肩膀周圍，尤其在肩關節下端接近身體側邊有痠痠的感覺。

1. 預備動作，坐在椅子上面對牆壁，雙腿與肩同寬平放在地上，椅子和牆壁的距離大約是一隻手臂的長度。

2. 讓骨盆上提、腰部打直，手掌和手指頭平貼在牆上，接著，慢慢用手掌和手指的力量，往牆壁推進，停留約30秒。

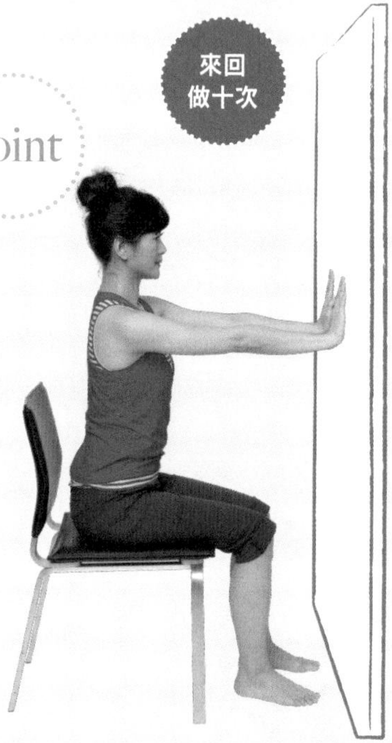

力量，往牆壁推進，在外觀上不會看到身體的移動，但要有感覺肩膀和肩胛骨周圍肌肉收縮的力道，如果無法明確感受，可以特別用無名指和小指頭的力量往牆壁推進，就可以感受到肩膀周圍，尤其在肩關節下端接近身體側邊有痠痠的感覺。

注意不要用到手肘和手腕的力量，盡量用手掌和手指往前推進的力量去感覺前鉅肌的收縮，這個訓練同時會讓背部拉直，胸口擴開，這個時候所使用到的就是前鉅肌的力量。每天嘗試這個練習，一次停留約三十秒，來回做八到十次，能讓前鉅肌更有力量，肩膀往後挺起，就可改善駝背的習慣，讓肩膀更有力氣。

放鬆頸部的訓練

針對頸部的訓練，則以前頸的伸展為主。通常姿勢不良的人，下巴都會不自主的提起，頭部有一個往前傾的角度，也會使得頸部原有的C型弧度變直，周遭的肌肉僵硬緊繃。平時在工作的空檔，多做頸部的轉動可幫助舒緩放鬆，但要讓頸部可以大幅度的伸展，則要練習床上後頸的伸展。

這個練習可以在床上做，藉著地心引力的力量來協助前頸肌肉做深層的伸展；做的方式是，放鬆躺在床上，慢慢用手肘的力量將上半身撐起，上手臂盡量和床面呈九十度的夾角，之後讓頸部輕輕的往後放鬆垂下，停住十秒之後，讓頸部再更放鬆的往後拉伸，藉由地心引力的力量讓頸部前方的肌肉更深層的伸展。習慣這個姿勢之後，再輕輕的轉動頭部，讓肩膀頂住頭部，停留大約五秒，再往另一個方向做相同的動作。對於因為姿勢不良讓頸部弧度變直的人，這個動作可以改善弧度的變化，但是頭部往後的動作容易引起些微的頭暈，如果出現頭暈的感覺，就要暫時停下這個動作，仰躺休息，不可勉強完成。

訓練正確的體態

在能夠精準的控制骨盆底肌群、腹橫肌和前鉅肌以及頸部的肌肉之後，可以結合上半身和下半身，讓身體漸漸習慣正確的體態。訓練的方式：站立，面對牆壁大約十到二十公分的距離，將手臂伸直往上舉起高過頭部，整個身體從腳到頭、手掌呈一個直線，額頭靠住牆壁，感覺身體被拉長的感覺。

這個時候盡量做深沉而緩慢的呼吸，感覺自己從臀部到腹部是收縮上提，肩

床上頸部伸展

1 預備動作，放鬆躺在床上，慢慢用手肘的力量將上半身撐起，上手臂盡量和床面呈九十度的夾角。

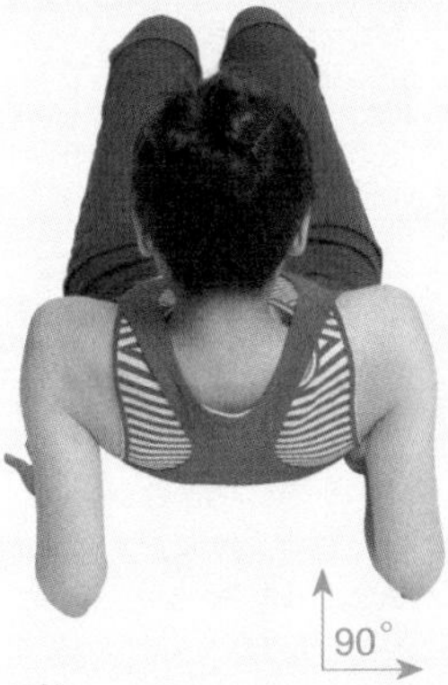

2 讓頸部輕輕的往後放鬆，直接往後垂下，停住10秒之後，讓頸部再更放鬆的往後拉伸，藉由地心引力的力量讓頸部前方的肌肉做更深層的伸展。

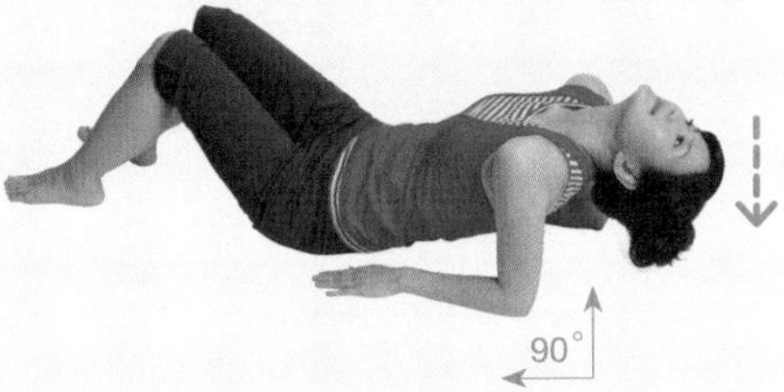

3 接著，再輕輕的轉動頭部，讓右肩膀頂住頭部，停留大約5秒，再往左側做相同的動作。

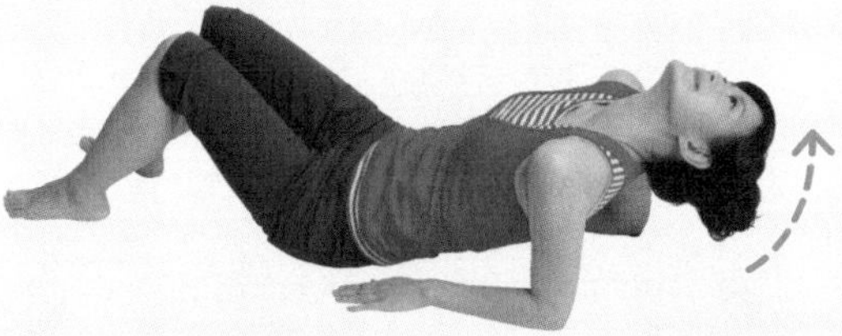

Point

☆頸部前側應有拉伸的感覺，後頸部會微痠，是正常的反應。

☆如果在伸展的過程中感到頭暈，應暫時停下這個動作，仰躺休息，不需要勉強完成。

左右邊各做十次

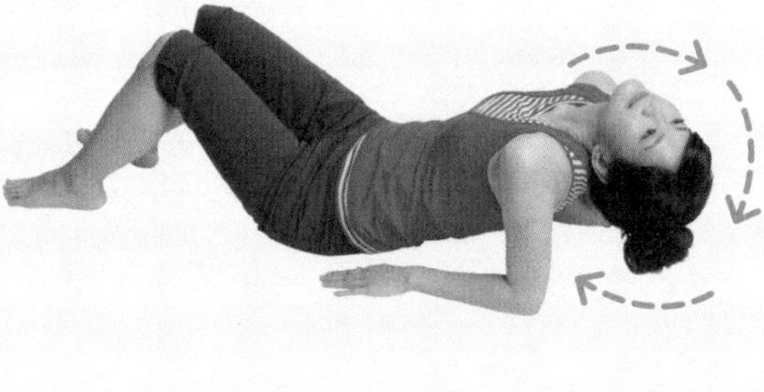

膀和胸口是擴開，而頸部是放鬆的；停住約三十秒後，將手臂慢慢的放下，稍做休息後再繼續同樣的動作。身體在每一次的延展時，都覺得有被拉得更長、肩膀更放鬆的感覺。一天做八到十次，是訓練正確體態的簡單方法。

身體內部需要足夠且正確的訓練，外在環境的營造上也需要特別留意。在家裡的書房或是辦公室，需要久坐的環境裡，選擇適合的椅子非常重要。椅子的高度最好能夠讓臀部稍微比膝蓋高一點點，讓髖關節的角度比九十度多一點點，椅面是舒服有支撐、稍微柔軟的材質為佳，椅背和椅面之間是九十度，不要選擇會讓身體深陷進去或是太單薄的支撐，後背可以放置一個腰椎的靠墊；不過要特別注意，靠墊是用來支撐腰椎而不是臀部的，很多人在放置墊子的時候，是放在椅背的最下端，反而讓臀部往下斜坐下去，腰部卻得不到支撐。背後的靠墊應該放在腰椎的位置，臀部則盡量往後坐到底。如果椅子太大或是太軟，會讓身體陷到椅子裡的，就不要長時間使用，例如柔軟的沙發很舒服，在坐了一個鐘頭之後，就要起來走動一下，才不會讓骨盆和腰椎的弧度產生變化。

訓練體態

站立，面對牆壁，距離牆面大約十到二十公分的距離，將手臂伸直往上舉起高過頭部，整個身體從腳到頭、手掌呈一個直線，額頭可以靠住牆壁，感覺身體被拉長的感覺。

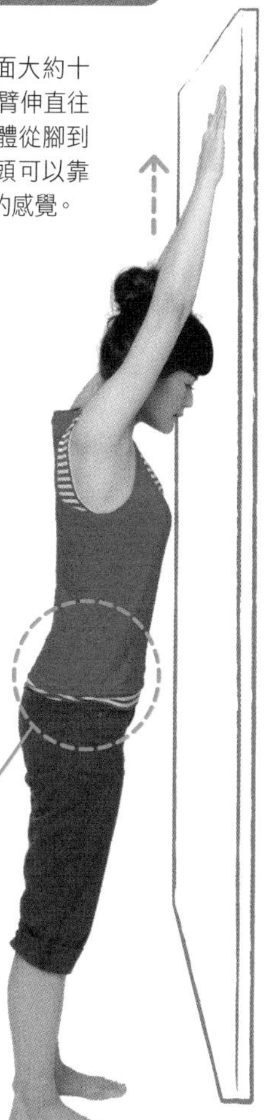

Point

☆要感覺自己從臀部到腹部是收縮上提，肩膀和胸口是擴開，而頸部是放鬆的。

來回做八到十次

有些人則是需要長時間開車，車裡椅子的高度也非常重要。因為車內空間的限制，髖關節和膝關節的角度無法都維持在九十度以上，可盡量把座位調高，不要讓身體陷在椅子當中，椅背調到九十到一百度左右，不要太往後傾斜，頸部才不會不自主的往前傾；可準備一個靠墊放在中背部或是接近肩胛骨的位置，坐起來會更舒服；頭靠墊的高度一定要超過耳朵上端，才能保護到頸部，在緊急煞車時過大的衝擊力才不會造成頸部的創傷。

不良的體態不是一朝一夕所造成的，所以也會需要花一些時間糾正回來。相信大家對於姿勢不良所帶來的疼痛，已經有一定程度的認知與了解，而這裡所提到的方法都是由更深層的肌肉進行改變。雖然深層肌肉的用力不容易馬上就感

坐姿建議

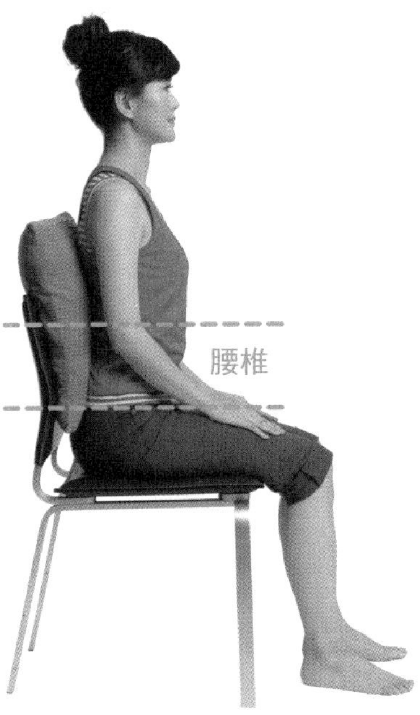

椅子的高度要讓臀部稍微比膝蓋高一點點，讓髖關節的角度稍微高於90度，後背在腰椎的位置可以放一個支撐腰椎的靠墊。

覺、感受到，不過對於本體感和肌耐力的加強有很大的幫助。想要徹底的改善姿勢不良所帶來的慢性疼痛，就要有耐心的慢慢鍛鍊，當體態變得優美而輕盈時，疼痛自然也就跟著減緩了！

情緒干擾型的疼痛和改善方法

負面情緒會造成疼痛的概念，在二十世紀中就已經開始被廣泛的討論，一位美國權威的復健科醫師 Dr. John Sarno 甚至認為所有的疼痛根源，都是始於情緒和壓力，只要減少負面情緒將壓力釋放出來，疼痛就可迎刃而解。

情緒絕對是影響身體疼痛感受的一大因子。快樂、正向的情緒，會讓人忘記疼痛，同樣的，長期過度緊繃的壓力，也會讓身體自癒力不停的被耗損，讓肌肉在潛意識裡呈現備戰的狀態。就感受上來說，低落的情緒則會讓身體對於疼痛的感覺變得格外敏感，長期處在緊張、焦慮、憂鬱的情緒下，很容易掉進一個惡性循環裡而走不出來。

負面情緒會引起肩頸痠痛、頭痛

負面情緒基本上可歸為兩類，一個是顯性的、一個是隱性的。所謂顯性的壓力，多半會在個性容易緊張、擔憂的人身上，往往會在事情還沒有發生前，就把所有可能性都想過一遍，而且通常會習慣把所有最壞的可能性都列出來。遇到壓力時，也會以行動表現出來，例如，找家人、朋友商量、或大吃大喝，痠痛的表現則在肩頸和頭部一帶，當壓力解除後，肩頸痠痛也就迅速的舒緩，頭也不再痛了！

顯性的壓力容易被發現而加以解決，相對的，隱性的情緒則是較難處理的疼痛。通常患者都認為自己沒有壓力，可是對於生活沒有衝勁，也沒有太多期待，個性謹慎、小心，遇到事情時習慣自己思考、自己解決，不太願意尋求外界的幫助。還有一種情況，是在過去曾經有過某些情緒層面的創傷，雖然過了很長的一段時間，自認為自己已經克服了、走出來了，其實心裡還是很受傷，也會演變成隱性的壓力，造成身體的疼痛。這一類型的疼痛，影響的部位比較多元，最常見的是會同時影響到腸胃道，出現不明原因的胃痛、胃食道逆流的症狀、經常性的腹瀉、脹痛等等，加上不定期沒有特定部位的痠痛，很多都是來自於隱性的壓力所造成的。

當然，顯性和隱性的壓力表現也有可能同時存在，意思是說，對於比較表淺的情緒問題，會願意表達出來獲得解決，而對於深層的情緒問題，則選擇不理會或是刻意逃避，時間久了，甚至自認為已經痊癒了，但始終無法克服慢性疼痛的問題，也找不到解決的辦法。

我有一個好朋友，有穩定的工作和不錯的收入，跟家人的互動關係也很親密，還有許多朋友圍繞在他身邊，所以他給人的感覺是樂觀堅強的。可是他從大學時期就一直有胃痛的問題，因為內心隱性的壓力已經大到他無法承受，身體健康很早就開始出問題。他常跟我提到他的工作壓力很大、很辛苦、很累，但我很清楚工作絕對不是他壓力的來源，而是幾次挫敗的感情和對人性的不信任，加上內在的好勝心和不斷想被肯定的渴望，逼著他把所有的心思放在工作上，來逃避傷口，希望藉由工作上的成就，來證明自己的價值。

很多人會非常積極的想在工作上獲得成就，表面上看來似乎因此而產生很大的壓力，其實真正壓力的來源，是在積極背後的動機，也許是為了想得到被肯定的感覺、或是用來隱藏自己脆弱的那一面、或是為了讓自己沒有時間想到不愉快的傷痛，總之，當自己有一個可以正大光明表現「壓力很大」的藉口時，真正的壓力就會假裝的被忽略，也因為一直不願意正視自己真正的問題，所形成的隱性壓力就不停的產生慢性疼痛。

顯性的壓力，可以透過生活習慣的修正來改善，而隱性的壓力，則需要有很大的勇氣和意願，才能慢慢抽絲剝繭的來克服。

改善方法：放鬆與正確的呼吸

對於正處在壓力當中的你，最基本的改變，需要先從呼吸和說話方式開始調整。就像學校沒有教過我們該怎麼站、怎麼坐、怎麼走路一樣，也從來沒有人教過我們要怎麼呼吸。

現代人的呼吸幾乎都很短淺，除了和平常的壓力很大，慢慢使得呼吸變得相對短淺之外，不良的空氣品質和長時間處在「人工空氣」的空調密閉空間都有很大的關係。我在多倫多念醫學院二年級時的冬天，因為氣候非常寒冷，室內幾乎都是密閉的空調暖氣，有一度我曾經因為念書的壓力過大，發生吸不到空氣的問題，當時也是透過「呼吸練習法」，才慢慢又將呼吸的技巧調整回來。

練習呼吸法的目的，主要是為了平時在不刻意做深呼吸時，就能夠讓呼吸深沉，當身體獲得充分的氧氣時，各個部位也可以得到比較多的資源。身體的每個部位都需要氧氣，當肌肉、神經、肌腱等軟組織得不到足夠的氧氣時，就會發出疼痛的訊息，所以提供身體足夠的氧氣，是讓疼痛減緩最基本的步驟。

除了氧氣的提供之外，呼吸法也是讓身體放鬆最簡單又便宜的方法。情緒的緊繃會連帶使得身體變得僵硬，當我們練習深沉呼吸時，副交感神經，也就是專門讓身體感到放鬆的神經系統，會被迫的活躍起來，抗衡平時幫我們「打仗」的交感神經，所以呼吸法對於平時容易感到焦躁、煩惱、憂慮的人有很大的幫助。

腹式呼吸法

首先，要練習呼吸法之前，需要先找一個讓你能完全安靜的地方，可利用睡前躺在床上的時間，或是躺在一個不會受到干擾的舒服空間，然後從最簡單的「腹式呼吸法」開始。

所謂腹式呼吸，就是橫隔膜呼吸法，在吸氣時，肩膀和胸口不會有大幅度的移動，讓橫隔膜能夠在吸氣時往下，腹部會脹起來，吐氣時橫隔膜往上，腹部會收進來。這個呼吸法式是接下來所有其他呼吸法的基本要素，通常躺著做會比較容易上手，當自己能夠很輕易的在躺著時做腹式呼吸，再接著嘗試坐著和站著，慢慢的呼吸就可以變得比較深沉而有效率。

在學會腹式呼吸法之後，接著練習讓呼吸變得更深沉更長。有一個用來拉長呼吸時間的技巧，吸第一口氣時數一，慢慢吐氣數一；吸第二口氣時，數一、二，接著吐氣數一、二；吸第三口氣時數一、二、三，吐氣時也數一、二、三；

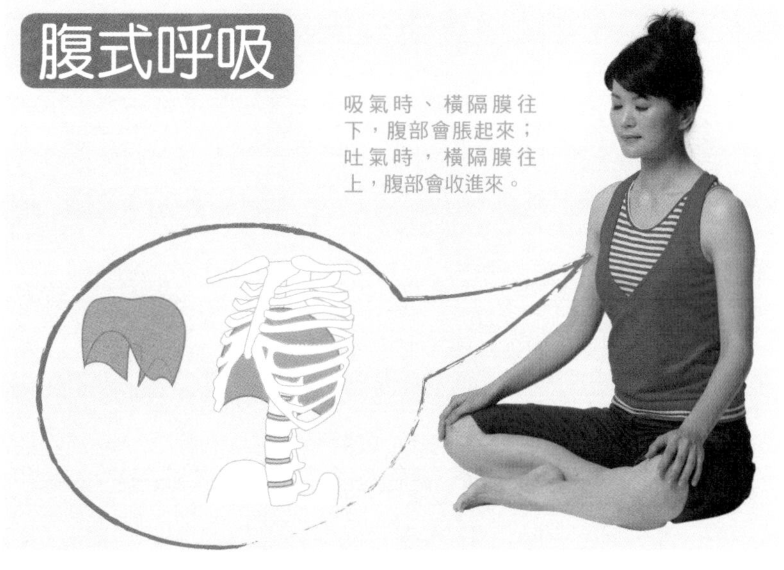
腹式呼吸
吸氣時、橫隔膜往下，腹部會脹起來；吐氣時，橫隔膜往上，腹部會收進來。

以此類推數到十；記得在數數字的時候，要以等比的速度將吸氣和吐氣的時間都慢慢拉長，藉此練習讓呼吸更深沉。

淨化呼吸法

另一種呼吸法，叫做「淨化呼吸法」，需要加上一些想像力。首先，進入比較長的呼吸週期後，吸一口氣，想像有柔和的光或是能量讓頭部（包括你的眼睛、鼻子、臉頰、下巴、後腦杓、直到脖子）完全的放鬆，然後吐氣，想像所有緊張的空氣已經被你吐出來。之後的下一口氣，則讓這個柔和的光進入到你的身體、你的手臂、手肘、手腕、指尖，吐氣時同樣的想像所有負面的空氣都被吐掉；以此類推，慢慢的將放鬆的部位帶到全身，直到腳趾頭。每一口氣可以涵蓋的範圍由自己決定，自行選擇用十個呼吸或是三十個呼吸來完成全身的放鬆，時間完全由你自己來掌握。

錯誤的說話方式也會引起肩頸痠痛

當你的呼吸可以變得比較深沉之後，說話時換氣的方式也會跟著改善。有些人原本呼吸就很淺，換氣的方式也不對，講話的時間一久，喉嚨就會感到吃力，而用肩膀、胸口的力量來講話，長期下來，頸部、胸口周遭的肌肉當然吃不消、因為說話和唱歌一樣，都需要用腹部的力量。

我剛開始演講的時候，也不太會換氣，兩個小時的演講，我講了一個鐘頭後，聲音就開始沙啞；直到有一天我接了三場演講，發現當自己說話時，換氣方法愈不對愈會緊張用錯力氣，使得喉嚨和頸部都很吃力，而且在說話時會容易喘，像是做了很多運動一樣的耗力，肩頸還會痠痛好幾天。

之後，我就開始注意自己的說話方式，試圖修正這個問題；說話時要用一點力氣讓自己腹部稍微內縮，這樣同時可讓體態優美，而習慣讓腹部稍微內縮的用力，在長時間說話之後，較不易疲累。另一個很重要的要素是少用嘴巴吸氣，當我們在說話時，如果換氣的時間不對，很容易會不由自主的用嘴巴吸氣，讓喉嚨變更乾，頸部前方的肌肉也會變得更緊繃。還有一個則是和說話的速度有關，情緒比較緊張的人，說話速度會不自主的變快，或很急促，容易讓人感覺「不經大腦思考」而得罪人。聖經裡說：「我們當要快快的聽、慢慢的說。」把說話的速度放慢，讓你的表達更清楚，也可增進人際關係，同時讓說話的換氣更順暢。

相關研究發現，習慣用嘴巴呼吸的人，頸部前側（也就是喉嚨附近）和肩膀周遭的肌肉會習慣性的緊張收縮，跟說話方式錯誤的人一樣，長時間下來都會有肩頸疼痛的問題。我們常說有人吵架吵到「臉紅脖子粗」，也是因為換氣方式錯誤，加上憤怒的情緒，所以肌肉僵硬緊縮起來，自然會讓臉部和脖子都脹紅。如果你的工作需要經常開會、講話、做簡報，嘗試用腹部的力量，少用嘴巴吸氣，把說話的速度放慢，配合在家裡呼吸法的練習，肩頸的疼痛就會不藥而癒了！

「輕觸」和「放空」可釋放莫名的壓力

因為情緒而影響到呼吸或是說話方式的人，可以藉由以上的方法來做練習，讓肩頸頭部慢慢的放鬆；如果你的壓力是屬於隱性的，連你自己都不知道的隱性情緒，方法就需要更深入一點。對於不確定自己為什麼情緒總是低落、有莫名的壓力、壓迫感，或一些不明原因的疼痛，在練習呼吸法的過程中，可加上「輕觸」和「放空」。

觸碰是人類傳遞情感的最直接的方式之一，而我們的確也需要一定程度的觸碰來感受安全感和信賴感。許多小朋友在賴皮或是撒嬌的時候，喜歡抱住爸爸媽媽，或是睡覺時抱著一個小熊玩偶，都是讓身體藉由觸碰的感覺來得到安全感的一種方式。長大後，人跟人之間有一定的距離，觸碰的機會也相對變少，也因此，自己觸碰自己，給自己力量，就成為一個可以自我學習的功課。

在做深沉呼吸的練習法的過程中，將雙手放在最容易出現慢性疼痛的部位，然後環繞疼痛的部位，或是雙手合併著放，以自己最舒服的感覺為主，配合著呼吸的頻率，讓手輕觸在疼痛的部位時，心裡想像柔和的光或是正向能量正在灌入這個部位；想像力不夠豐富的人，可以單純的輕觸身體不舒服的地方，想一些快樂的事情，同樣也可以達到輕觸的效果。

我曾經教過一些個案用輕觸法來減緩疼痛，效果都好到令人感到不可思議，有些人甚至能夠感受到身體的波動、溫度改變……等變化。這個方法最重要的目的，是在輕觸的過程中，學習讓自己能夠產生更多的信心，內心產生更平靜的感覺。而輕觸法對於不同的人會有不同的反應，如果覺得疼痛加劇，或是對於自己的疼痛突然有害怕、恐懼等負面的情緒，就把手放開，單純的做呼吸法就好。

另外，在練習呼吸法的過程，還可讓自己學習「放空」，什麼事情都不去想，有時候你的「直覺」或「靈感」，會帶著你看到自己隱形的情緒。

「放空」是現代人沒有時間做的一件事情，因為我們每天都忙著完成「該做」的事，一個長串的 to-do list 讓我們記得跟世界做連結，卻忘了跟自己做連結。

所謂跟自己做連結，是讓自己有機會停下來，練習享受「當下」的感覺。我相信有許多人在忙了一整天、開了一天的會、或趕了一天的報告之後，最想做的就是什麼都不去想、不用講話、不用思考的那種感覺。記住那樣的感覺，把它放在呼吸法的練習過程中。在完全「放空」時，會突然冒出一個想法或是某種情緒，讓自己跟著那樣的感覺走，放鬆、呼吸，再放鬆、再呼吸，即便就這樣睡著了也沒關係，這就是一種跟自己連結的方式。沒有人規定在「放空」之後，一定要有什麼樣的結果，但是試著這種放空的感覺，會讓你得到充分的休息，釋放你自己也不知道的壓力。

Part 4

常見的慢性病症和改善方法

沒有什麼比健康更快樂的了，雖然他們在生病之前並不曾覺得那是最大的快樂。

——柏拉圖

慢性疼痛可以分成有名字的和沒有名字的。所謂沒有名字的，就是前面提過許多不知名的問題。現階段可能還看不出結構性的變化，而各種檢查報告的結果也都正常，感受到的不適主要來自於「功能性」的原因，通常醫生會認為這類型的疼痛問題不大，或者認為跟骨骼關節肌肉系統沒有直接的關係，不見得可以具體的下一個「診斷」。而有名字的呢，就是患者被給予一個診斷，例如「退化性關節炎」、「椎間盤突出」……等，患者可明確知道自己所感受到的疼痛，是因為這個病因所造成。

現代醫學為了方便管理作業的流程方便性，都會給予病人一個診斷，也有助於保險的給付或是相關的治療、處方單……等。我在多倫多的復健醫院實習的時候，主任醫師最在乎的就是我們這些實習醫師們怎麼下診斷。他教導我們，一個真正的診斷，是必須要加上原因的；例如：「過度使用所造成斜方肌肌筋膜疼痛症候群」，是一個真正的診斷，光是「肌筋膜疼痛症候群」，沒有說明清楚哪一組肌肉或是原因為何，不能稱做一個真正的診斷。雖然當時為了方便健保給付的流程，我們在資料上只需要填一個診斷代碼，但是每一次主任都會一再叮嚀，要求我們在病歷上一定要註記「真正的診斷」，才算完整。

有了真正的診斷，我們可以得知患者問題的根源，例如，肩膀周遭肌肉長期的疼痛，是來自於緊張的情緒、習慣性聳肩而造成的，或是長期的頭痛是由頸部的弧度變直而延伸上去；當疼痛的來龍去脈很清楚的被界定和描述，治療的方向就可很明確了。

治療的方向除了從日常生活的習慣中改變之外，有另一種情況是，疼痛的根源是來自於免疫系統或是代謝的不全，可是卻會影響到骨骼關節神經的運作，所以也會產生慢性疼痛。這類型的疼痛包括類風濕性關節炎、僵直性脊椎炎、痛風……等，雖然發炎疼痛的位置是在骨骼、關節、脊椎上，真正的原因卻是來自於身體運作上的干擾，治療上就需要更多方面的配合，效果才會明顯。

身體產生結構上的變化，並不是一天、兩天的事，而是因為長期被忽略所造成的結果，退化性關節炎、椎間盤突出、肌筋膜疼痛等問題，都是累積了好長一段時間，最後讓身體受不了而變形。

無論是有名字的疼痛或是沒有名字的疼痛，都是身體的自癒力在無法完整發揮時，所發出的求救警訊。在初期找出問題的根源加以處理，是最理想的狀況，如果身體已經有了慢性疼痛，還是要有耐心、慢慢的讓身體恢復健康，改變生活習慣，讓疼痛不再找上身！

退化性關節炎和改善方法

退化性關節炎是關節炎（Osteoarthritis）當中最常見的型態，形成的原因和生活習慣有非常密切的關係。

我們身體的關節都有軟骨在骨頭和骨頭當中做間隔，用來承受重量和減少關節的壓力，類似像車子避震器的作用。從出生開始這些軟骨就開始在做承受重量的工作，直到青壯年，軟骨長成的厚度已經足夠讓身體正常活動，不會產生任何的不適。可是如果身體的姿勢不正確、缺乏運動或是過於肥胖，關節在承受重量的機制上，無法平均分攤，時間久了，關節當中的軟骨會變得比較薄，使得關節的空間變得狹窄；而關節還是必須繼續的做一樣的工作，就會在骨頭關節面的邊緣形成骨質增生的現象來協助關節承受重量，也就是俗稱的「骨刺」。

骨刺的產生

骨刺多半只會在需要承受重量的關節處出現，例如頸椎、腰椎、髖關節、膝蓋、足後跟、手指……等部位；胸椎因為有肋骨協助受力，骨刺的發生機率就減少很多；手肘、肩膀、腳趾……等這類關節，在受力模式上也不需要長時間承受重量，一般來說也比較不會產生骨刺。

骨骼關節「退化」是需要時間來醞釀的，以頸椎和腰椎的骨刺為例，初期在X光片上，只會先看到關節的位置改變，原來應有的弧度變直，漸漸的才會出現空間變窄，形成骨刺的現象。一般來說，愈是需要承受重量的位置，愈容易出現退化現象，所以頸椎的第五節到第六節、第六節到第七節，以及腰椎的第四節到第五節、腰椎第五節到薦椎第一節，是最容易退化的位置，都和過度的受力有密切的關聯。

骨刺形成所需要的時間是很久的，這也是為什麼退化性關節炎好發於中老年人身上。不過近年來，許多年紀輕輕的上班族，也開始出現關節退化的跡象，尤

正常關節和退化關節

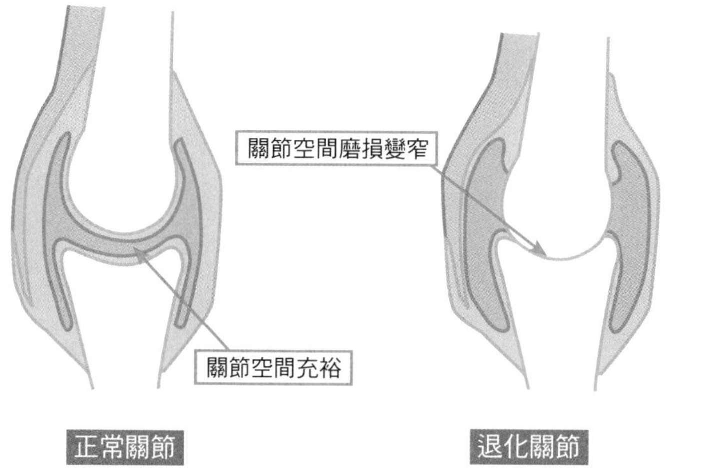

其是長期需要低頭、抬頭的工作，或是長時間久坐、久站的工作，都會因為姿勢不良，導致承受重量的機制被破壞，讓退化的問題提早出現。

關節的活動度不夠，就容易退化

除了姿勢不良以外，體重過重、運動量不足，也都是導致關節容易退化的主因。我們的關節承受重量的面積其實很小，當體重過重的時候，更多的重量往下壓，自然會造成關節更大的負擔。而運動量不足的人，通常肌肉的力量也不夠，關節在活動範圍上會因此受到限制，原本可以藉由肌力協助施力和受力的機制，也因為這樣而跟著被改變。當關節的活動度不夠，加上受力失衡，很容易就衍生出退化的問題。

退化性關節炎最常見的症狀，就是僵硬、疼痛，嚴重的甚至會出現腫脹、發痲……等現象。多數人在初期，症狀會在早晨起床時特別明顯，需要先動一動，

「暖機」一下，身體的僵硬感就會解除。不過，也因為退化初期的不適感，可以藉由活動、伸展而舒緩下來，問題容易被忽略而延誤就診。

改善方法：做有效的「活動」

無論是哪一種關節炎，改善發炎最重要的關鍵之一，就是要「動」。很多人會問，關節已經在痛了，該怎麼動呢？不是應該多休息嗎？就是因為已經在疼痛當中了，如果再不多活動鍛鍊肌肉，肌肉會變得更加無力虛弱，造成更多的關節傷害，疼痛感變得更劇烈。如果不小心掉進這個惡性循環，就會很難克服疼痛這個噩夢。

所以在不會產生疼痛的範圍裡，最好能讓身體多活動。對於已經有退化性關節炎的患者來說，不同的嚴重程度有不同的作法。初期到中期的患者，可多走路，至少一週三到五次，每次三十分鐘的運動量。過去的學術研究中發現，走路對於退化性關節炎的患者，在疼痛指數上有緩解的效果。而把速度放慢，穿上舒適的鞋子或使用矯正型的鞋墊，則可減緩走路對膝蓋所產生的負擔。直到走路時不會感到疼痛之後，可以再慢慢加快走路的速度。

訓練肌肉的柔軟度、關節的活動度

疼痛感更嚴重的人則可嘗試在「水中走路」。這類型的「水療法」，不是要求你去游泳，而是在水中做肢體的活動。水中的阻力，對於在活動中的關節，有一層保護的作用，而也因為有阻力，同時可鍛鍊肌肉的力量，對於訓練肌肉的柔軟度、關節的活動度，也有相當程度的幫助。

在水中活動時，水溫最好偏溫熱，因為當水溫太低時，肌肉會不自主的緊縮，就不適合做肢體的訓練。在水中走路之前，也可以在水裡面先暖身一下，大約花十分鐘擺動身體各個關節，例如肩膀、手肘、手腕、髖關節、膝蓋、腳踝，每個關節都活動到之後，再開始水中的走路。

在水中走路時，盡量讓自己身體的擺動是大的，每一個步伐都要讓關節活動到每個角度的最極限，速度可由慢到快。

做這些鍛鍊都是希望提升肌肉的力量和關節的活動度，平時在家，可用熱敷的方式來減緩疼痛。將熱敷袋放置在疼痛、僵硬的部位，一天三次，一次十到十五分鐘左右，或者泡澡或沖熱水澡，雖然無法根治退化的關節，不過對於暫時減緩疼痛，有很好的效果。

在腰椎以下所形成的關節退化，例如腰椎關節、髖關節、膝蓋、足底等部位，可以藉由矯正型的鞋墊來平衡受力的模式。關節退化的主因之一，就是受力失衡，矯正型鞋墊可協助患者在行走、站立時，維持身體受力應有的平衡機制，當重量更平均、更有效率的被分布在各個關節時，關節退化的速度就可以控制下來，慢慢的減緩疼痛。

維他命C可有效減緩關節退化

而在營養的攝取上，可以多補充維他命C、葡萄糖胺、Beta胡蘿蔔素……等維生素和營養素，這些都是減緩關節退化的速度很重要的養分。

有研究發現，許多患有退化性關節炎的人，維他命C相對比較不足，當刻意讓患者補充大量的維他命C時，關節退化的速度可以減緩一半以上。維他命C有許多重要的功效，除了包括增強免疫力、抗氧化、美白、讓皮膚有彈性……等，維他命C還是軟骨組成的重要元素，讓身體的膠質和蛋白聚糖（proteoglycan）可以更緊密紮實的建構起來，同時也有抗氧化的效果，可以去除掉身體的自由

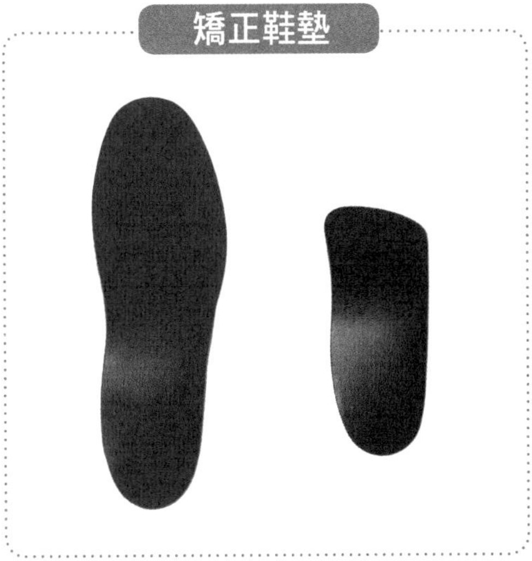

基，減少自由基對於身體和關節的破壞。雖然退化性關節炎的疼痛感主要來自於被磨損的軟骨，但是因為身體所得到的訊息還是「關節受傷了」，一樣會啟動免疫反應，所以可以增強免疫力的維他命C，也扮演了重要的角色。

已經有退化性關節炎的人，維他命C一天可以補充到一百二十毫克以上，也就是一天所需兩倍以上的劑量。食物當中有許多蔬果都含有豐富的維他命C，例如芒果、柳橙、奇異果、花椰菜、高麗菜等，可以在「蔬果餐」或「蔬果日」裡盡量多補充。維他命C是水溶性的維生素，即便攝取過量，身體也會有效率的排出體外，不會造成身體額外的負擔。

葡萄糖胺可增進軟骨的再生

葡萄糖胺是大家很耳熟能詳的營養素，用來「顧關節」的。葡萄糖胺是軟骨當中很重要的成分之一，尤其是軟骨中組成蛋白聚糖的大功臣，葡萄糖胺在四十五歲之前，會自然的從每天所攝取的營養當中，有效率的完成所需的機轉，成為身體可以使用的分子，提供到各個關節；而四十五歲之後，如果身體長期的姿勢不良，關節受力失衡，使得關節軟骨磨損的速度來不及補足的速度，就會讓身體的葡萄糖胺不足，破壞軟骨的再生功能，退化的情況加速惡化。

市面上有許多不同國家製造、廠牌、型態、包裝的葡萄糖胺，種類相當齊全，不過也令人眼花撩亂。其實，葡萄糖胺還分成幾種不同的結構，比較常見的兩種分別為硫酸鹽葡萄糖胺（glucosamine sulfate）和鹽酸鹽葡萄糖胺（glucosamine hydrochloride）。因為制度的關係，在北美，硫酸鹽葡萄糖胺是常見的種類，所以所做的相關研究也比較齊全，已經證實能夠減緩軟骨耗損的速度和減少關節變形破壞，加上硫酸鹽葡萄糖胺同時有減緩發炎反應的作用，因此對於降低關節疼痛也有很顯著的幫助。

不過，葡萄糖胺畢竟不是藥品，是營養補充品，不會像止痛藥一樣，吃了就立即見效，至少要服用三個月以上，讓身體慢慢吸收代謝，再提供到關節處做養分的利用，才會漸漸的感受到葡萄糖胺對於關節的作用。目前研究上的建議，一天的劑量大約為一千五百毫克，最好在三餐飯後各補充五百毫克，吸收上會是最有效率的方式。

抗氧化劑：Beta胡蘿蔔素

還有一個很重要的營養素是Beta胡蘿蔔素，是一種很有效的抗氧化劑。雖然Beta胡蘿蔔素對於軟骨或是骨骼的作用上沒有直接的對應關係，但研究發現，每天攝取九千IU以上的患者，在關節退化的速度上有顯著的正面幫助。特別提醒的是，Beta胡蘿蔔素需要和其他的營養素一起攝取，才可以被身體充分的吸收利用，如果單一的以補充品的方式服用，反而會造成身體的負擔帶來傷害，所以最佳的補充方式，是從飲食當中獲得。Beta胡蘿蔔素存在於非常多種類的蔬菜水果當中，只要每天多吃不同顏色的蔬果，就可補足一天需要的劑量。

退化性關節炎在現在的社會裡幾乎成了人人都有的「老化病」，讓許多人認為年紀大了關節就一定會退化、長骨刺。其實，骨骼關節肌肉和所有的機器零件一樣，都需要好好的使用和維修，平時學會好好的「使用」你的脊椎、注意姿勢，在飲食上盡量攝取均衡的營養，就可減少關節的軟骨過量的磨損，在年紀比較長了之後，可以免除許多相關的疼痛！

椎間盤突出症和改善方法

我不是很喜歡「椎間盤突出症」（Herniated intervertebral disc）這個名稱，其實，以「診斷」的定義來說，這個名稱只說明了身體結構上的破壞，卻不代表疼痛的根源是來自於「椎間盤突出」這個現象本身。

曾經發生過椎間盤突出症的患者，應該很難忘記那樣的椎心刺痛。嚴格來說，椎間盤突出是屬於急性的病症，也就是說，發作時，感受到的疼痛程度相當劇烈，會讓人站也不是、坐也不是，甚至連躺下都有困難，而椎間盤突出如果發生在頸椎的話，則會影響到手部的活動、或是手掌、手指有痠麻、觸覺不敏銳、無力……等感覺。我之所以將它歸類在「慢性疼痛」的病症當中，是因為有許多人在發生過一次的疼痛之後，即便疼痛在透過一些治療後有大幅的改善，後續還是會在過了一陣子或是幾年之後，又再度發生類似的疼痛，之後則變成習慣性的疼痛而衍生成慢性疼痛；另一種情況則是疼痛從來沒有好過，只在程度上有些微的減緩，椎間盤突出的問題自然就成了慢性的病症。

認識椎間盤

首先，要了解椎間盤是什麼，才能理解它為什麼會突出，又為什麼會產生這麼劇烈的疼痛？我們的脊椎（也稱為脊柱），是由一節節的脊椎骨上下堆疊而成，由七節頸椎、十二節胸椎、五節腰椎、五節薦椎合成的一塊薦骨，以及四節尾椎合成一塊尾骨所組成，每一塊脊椎骨之間，都有椎間盤做連結，作用是減緩身體在負重和活動時對脊椎所造成的衝擊力。換言之，椎間盤的功能，相當於車子的避震器，讓我們的身體在行走、奔跑、跳躍……做各種活動時，能夠緩衝受力時，來自於反作用力的衝擊。

每一個椎間盤，是由外緣堅韌的纖維外環（annulus fibrosis）和內層富有彈性的髓核（nucleus pulposus）所組成，纖維外環的結構非常紮實，像洋蔥一樣的一層層將髓核環繞包覆起來，同時在纖維外環裡分布了一些神經組織，用來提供身體本體感的訊息。而如果平時姿勢上沒有特別注意，使得原本纖維外環的結構變得脆弱，在一些特別用力的動作，例如搬重物、扭腰、彎腰、低頭、抬頭，甚至只是打噴嚏，都有可能因為瞬間的衝擊力量過大，將內層的髓核擠壓變形，而產生「椎間盤突出症」。

當椎間盤扭曲而讓髓核變形突出的時候，有可能刺激到椎間盤的纖維外環，也可能波及到脊椎關節周遭的組織。我們的身體除了有椎間盤做避震器，還有韌

脊椎示意圖

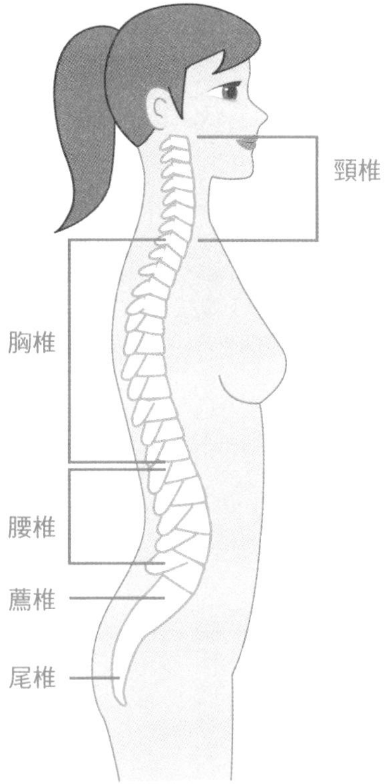

帶、肌肉、肌腱附著在骨頭與骨頭之間，來維持關節的穩定度。脊椎最中心所保護的就是中樞神經，而每一塊脊椎骨之間會形成椎間孔，也就是脊髓神經的出口，讓神經的傳遞可以透過中樞神經和脊髓神經到達身體各處，也讓訊息經由一樣的途徑完整的由身體各處傳遞回大腦。

當椎間盤出現突出的現象時，有可能刺激到纖維外環上的神經組織、或是椎間孔中的脊髓神經，也有可能壓迫到的是關節周遭的韌帶、肌腱等而產生疼痛，這也是為什麼有些人的症狀會延伸到四肢，甚至產生無力、痠麻的感覺，而有些人的症狀只有局部的疼痛，這些就和影響的範圍及組織有關係。

關節周遭的組織讓症狀的呈現十分多元，過去，我曾經看過許多個案，在結構的變化和症狀的呈現上是不成正比的。也就是說，有些人的椎間盤突出非常明顯，卻沒有什麼感覺；而有些人只有輕微的椎間盤突出，卻痛的非常嚴重。

椎間盤突出一定要開刀嗎？

有一位牙醫師，工作時需要長時間低頭，肩膀產生僵硬不

椎間盤突出圖

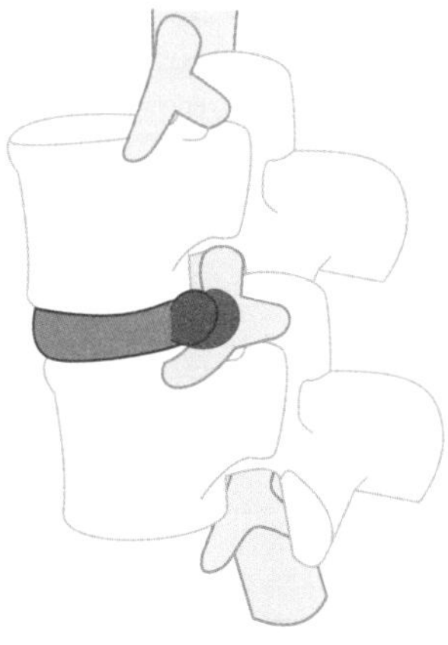

椎間盤突出時，壓迫到周遭的組織和神經。

舒服，而去做了相關的X光片和核磁共振的檢查；他原本以為只是肌肉緊繃，檢查後才發現椎間盤的突出範圍已經很嚴重了，他不知道是否該動手術來處理，而來詢問我；我以他的症狀呈現來看，疼痛的程度不是太劇烈，應該是和周遭的肌肉有關，只是剛好同時在影像上發現了椎間盤突出的現象，所以就會被判斷疼痛和這個結構變化有關。在這樣的情況之下，即便動了手術，疼痛可能還是無法緩解，還多了一道手術的傷口。因此，我建議他只需要開始改變姿勢，減少長時間低頭的習慣，平常盡量找時間做運動、做伸展，在晚上睡前做一些熱敷，就可以緩解不適。

另一位四十出頭的男性，每天都會有難以忍受的劇烈頸痛，伴隨著頭痛和肩膀僵硬的感覺，做了許多相關的檢查後，只發現頸椎的弧度過直，有些微的椎間盤缺水，也就是代表髓核已經開始變得相對脆弱，有非常輕微的椎間盤突出。起初，他同樣也是希望藉由手術來減緩疼痛，但許多醫師都不認為他的劇烈疼痛和椎間盤突出有關，卻也看不到其他結構的變化，所以也找不出疼痛的真正原因。

椎間盤突出症＝年輕版的骨刺

雖然很多時候無法確認椎間盤突出這個現象是否就是造成疼痛的主因，但可以確定的是，在短期的目標上，都是希望能先將疼痛減緩，且避免再度復發的機會。我常常形容「椎間盤突出症」像是年輕版的骨刺，因為呈現的症狀有部分是類似的，而也有許多人將這兩者當作同一種問題處理。所謂年輕版的骨刺，是因為椎間盤突出症好發的年紀大約是二十至四十歲的青壯年，通常是在某個特定動作之後，所產生的劇烈疼痛，和骨刺一樣，在影像上都有突出物刺激到其他組織的呈現。而在年紀更增長之後，如果姿勢、習慣還是沒有糾正，就會讓關節產生過度的壓迫而形成退化，產生類似的疼痛。這也是為什麼雖然這是兩種不同結構的變化，卻經常混為一談。

要確認椎間盤突出症的嚴重程度，必須透過X光片以及核磁共振的影像，才能夠做判斷。當已經出現結構的變化後，是無法在短期內讓突出的椎間盤縮回去，不過在關節的狀態比較穩定之後，纖維外環會自行修復，也間接的讓髓核突出的範圍縮小一點。最重要的是，當發現自己有椎間盤突出的問題，應該先嘗試保守性的治療，例如復健、運動、伸展、熱敷等，假設疼痛一直持續產生甚至影響到生活作息，再思考手術的可能性，會是比較適合的作法。

改善方法：減少長時間抬頭或是低頭的習慣

要有效的改善椎間盤突出症的疼痛，最根本的解決辦法，是改變過去的生活習慣，包括姿勢的糾正、關節的調整以及適當的運動。從生活中著手，可以讓椎間盤在承受重量的機制回復到原本比較有效率的方式，也可以讓關節的活動度增加、強化肌肉的力量，進而提升椎間盤承受重量的能力。

椎間盤承受重量的效率，是影響椎間盤是否會突出以及突出的嚴重程度最關鍵的因素。最常出現椎間盤突出的部位，是在頸椎和腰椎這兩大區塊，原因和承受重量的機制有密切的關聯。如果再更精確細分，頸椎的第五、六、七節和腰椎第四、五節到薦椎第一節，是最常出現椎間盤突出的關節。胸椎相對比較少發生椎間盤突出的現象，這也和胸椎兩側都有肋骨協助承受重量有關，當重量可以被平均分攤的時候，椎間盤就不會產生過多的磨損，自然不會造成破裂或是擠壓變形的情況。

當確認有椎間盤突出的問題時，更要留意生活中的細節，盡量減少長時間抬頭或是低頭的習慣，如果因為工作的關係，例如工程師、消防員、畫家、建築師等，需要長時間讓脖子停留在同一個角度，最好能夠提醒自己至少每半個鐘頭要讓脖子動一動，做速度緩慢但是可以到達每一個角度的極致伸展運動，可以減少肌肉過於緊繃僵硬的情況。而如果已經有腰椎椎間盤突出的患者，在急性期，也就是疼痛的當下，可以先用冰敷的方式降低發炎，四十八小時以後，則改用熱敷讓肌肉可以獲得舒緩。

腰椎有椎間盤突出的患者，平時在活動時，例如，上下班通勤、運動或是週末出遊，可以使用護腰的輔具，來協助肌肉支撐重量。使用輔具的主要目的是為了保護脆弱的脊椎，不要因為身體過度的扭轉、彎腰、跑步、跳躍等活動，造成再次的傷害。不過要記得，在靜態的狀態，例如坐辦公室、開會、看電視、睡覺時，就要將護腰取下，長期使用這類型的輔具，會讓肌肉失去應有的力量，讓腰椎變得更脆弱。

在做伸展的時候，也不要使用任何的輔具，才可以讓肌肉慢慢得到足夠的訓練。盡量避免彎腰的動作，除了在做伸展動作時要特別留意之外，平時在提重物、搬東西、撿東西時，盡量用大腿的力量，在壓低身體的時候將臀部上提，減少腰椎往前彎的弧度，才不會讓椎間盤承受過多瞬間的壓力而受傷。

而在打噴嚏、咳嗽的時候，要提醒自己讓膝蓋微彎，減少腹腔在瞬間壓力升高時，對於椎間盤所造成的衝擊力。很多人的椎間盤比較脆弱，但因沒有顯著的症狀而不自知，當打噴嚏、咳嗽、或是突然間彎腰，讓脊椎當中的椎間盤瞬間的負重增加時，椎間盤就會因此而破裂突出，要特別留意。

過重的體重，對於椎間盤也是一大負擔。我們的肌肉、韌帶、肌腱等軟組織，附著在骨骼上可以協助負重和穩定度，讓關節可以減少傷害。當重量過重，肌肉卻沒有足夠的力量來支撐時，會讓椎間盤容易產生擠壓。對於椎間盤突出的患者，急性期在不會產生疼痛的範圍裡可做適度的伸展，而當疼痛已經減緩下來之後，就需要培養運動習慣，增強肌力，讓肌肉能夠有力量來幫助身體承受重量，尤其是核心肌群中的腹肌和腰肌，對於脊椎的健康都有很重要的影響。

一旦知道自己有椎間盤突出的問題，就更要留意生活中的細節，減少椎間盤過度負重的機會。雖然結構性的改變無法在短期內看到效果，但是減緩疼痛、避免復發、惡化，都是椎間盤突出症患者很重要的課題。當椎間盤突出的疼痛一而再、再而三的復發，使得椎間盤突出的範圍擴大到需要手術的地步，記得在手術

如何搬重物

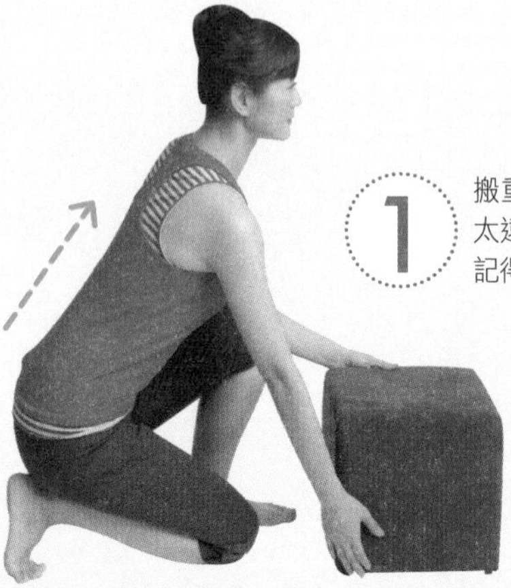

1 搬重物時盡量不要離東西太遠，膝蓋一前一後彎曲，記得腰部打直。

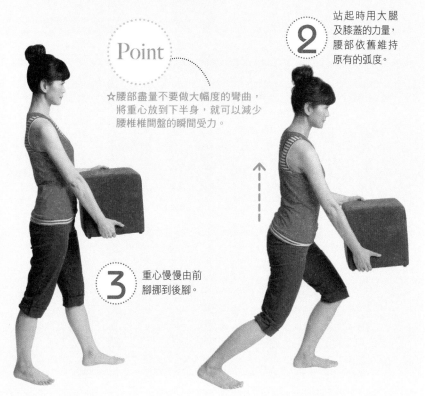

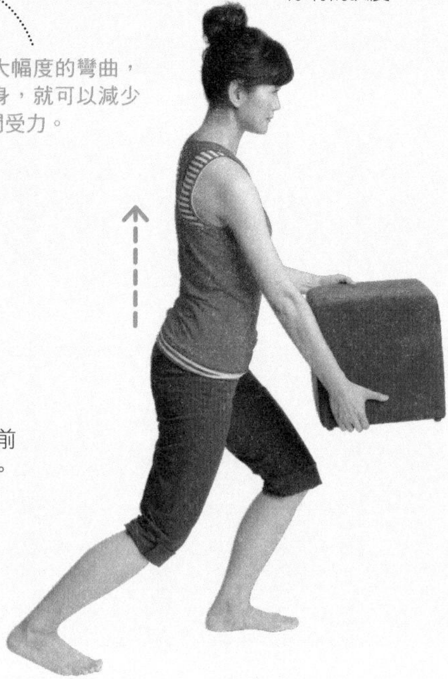

2 站起時用大腿及膝蓋的力量，腰部依舊維持原有的弧度。

Point

☆腰部盡量不要做大幅度的彎曲，將重心放到下半身，就可以減少腰椎椎間盤的瞬間受力。

3 重心慢慢由前腳挪到後腳。

後，一定要做術後的復健以及運動，才能讓關節得到足夠的修復，從根源改善疼痛的問題。

肌筋膜疼痛症候群／纖維肌痛症和改善方法

肌筋膜疼痛症候群（myofascial pain syndrome）和纖維肌痛症（fibromyalgia）雖然在名稱上不太一樣，不過因為在疼痛的呈現上很接近，而且都是肌肉、肌腱或是筋膜這些「軟組織」所引起的問題，所以在處理的方向上也有許多共通處。

以這兩者的問題來看，肌筋膜疼痛症候群是屬於比較輕微的病症。顧名思義，肌筋膜疼痛症候群是因為肌肉或是筋膜感到疼痛所產生的問題。這裡所指的疼痛，是當肌肉或是筋膜中有特別的痛點（trigger point），在按壓時會傳導到身體的其他部位；或是同一組肌肉裡，有好幾個很僵硬很敏感的點，會明顯的引起疼痛，就是屬於肌筋膜疼痛症候群。

肌筋膜疼痛症候群

肌筋膜疼痛症候群發生的原因，最常見的就是姿勢不良所引起，例如長時間坐辦公室、打電腦、提重物、駝背……等，使得肌肉的收縮平衡受到改變，當肌肉必須長時間不停的用力時，關節的活動度會跟著受限，使得肌肉僵硬而無力，甚至壓迫到肌肉原本所保護的神經、血管等組織，引起手腳循環變差、痠麻等症狀。另外，長期缺乏運動的人，也會因為活動量不足，肌肉漸漸失去應有的彈性和力量，很容易在特定的肌肉群出現肌筋膜疼痛症候群的問題。

肌肉是由一束一束的肌纖維，由筋膜包覆著所組成的。在正常的狀態下，肌肉需要一定的活動，讓血液可以順暢的循環，帶足夠的養分和氧氣進入到肌肉當中，也可以將代謝後的乳酸、廢物等帶離開肌肉。可是，當肌肉長期在失衡的收縮當中，血液的運輸受到阻礙，肌肉就會出現缺氧的現象，使身體的養分傳輸不到需要的地方，代謝後的廢物也傳遞不出來，肌肉因此變得更為僵硬，疼痛感也變得更加明顯。

肌筋膜疼痛症候群最常見的疼痛部位，包括肩膀、頸部、腰部、臀部等處，不過原則上所有的肌肉都有可能因為使用過度，而產生肌筋膜疼痛症候群的問題。例如，當肌肉的緊繃出現在頸部前方的前斜角肌，或是在臀部當中的梨狀肌時，就有可能因此壓迫到肌肉原本所保護的神經和血管，造成手臂或是腿部的痠麻、腫脹、冰冷等症狀，所以也經常會被誤判為「退化性關節炎」、「坐骨神經痛」或是「椎間盤突出」的問題。

因為肌肉的緊繃無法在X光等顯影上判讀出來的，所以肌筋膜疼痛症候群和纖維肌痛症的問題經常被忽略，讓許多人誤以為自己的疼痛是「心理作用」或是讓家人朋友覺得你「無病呻吟」，明明醫生都說沒有什麼大問題，怎麼可能還痛成這樣，也因此延誤了許多復原的時間。和肌筋膜疼痛症候群比較起來，雖然纖維肌痛症也和肌肉疼痛有關，不過它所產生的症狀，則明顯的嚴重多了！

纖維肌痛症

纖維肌痛症的症狀，包括廣泛的肌肉疼痛、頭痛、睡眠障礙、慢性疲勞、憂鬱、大腸激躁症等，在肌肉的疼痛上，不同於肌筋膜疼痛症候群的痛點，是會傳導到身體其他地方的trigger point，纖維肌痛症的痛點（tender point），是身體在按壓時，包括頭部、頸部、肩膀、背部、臀部、膝蓋……等十八個部位中有十一個以上會產生疼痛的點，簡單的說，纖維肌痛症所涵蓋的疼痛範圍非常大，幾乎是從頭痛到腳，也因此纖維肌痛症相對起來是屬於比較嚴重的問題。

根據美國健康研究院（National Institute of Arthritis and Musculoskeletal and Skin diseases, NIAMS, National Institutes of Health US）的統計指出，在美國大約有高達五百萬名纖維肌痛症的患者正處在長期的疼痛當中，而有八到九成皆為女性。目前醫學上還沒找到纖維肌痛症造成的真正原因，在研究上，則發現有三分之一的患者，在發病前曾有重大創傷或是巨大的精神壓力，而高達百分之五十的患者，

纖維肌痛症的十八個痛點

☆超過十一個痛點則代表患有纖維肌痛症。

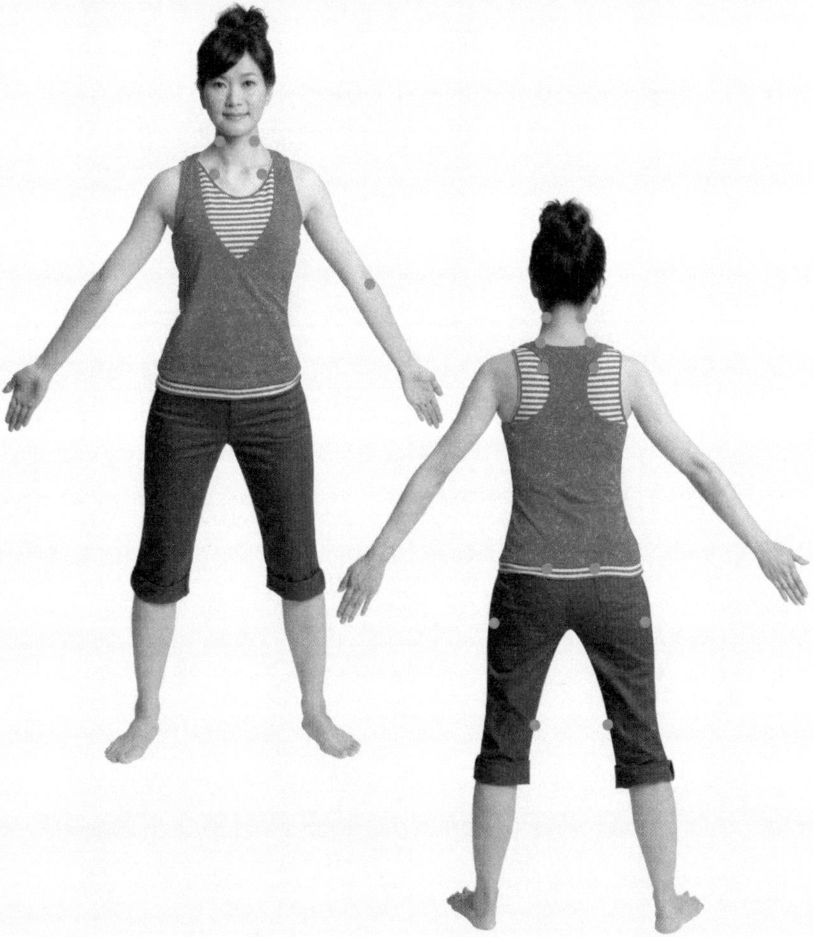

曾有憂鬱症的病史，所以在治療上，情緒的處理是很重要的一個環節。

此外，纖維肌痛症的患者，在晚上無法進入深度睡眠，即使睡了十個鐘頭以上，白天還是依舊很疲累，無法專心工作而心情煩躁。針對纖維肌痛症的患者所做的研究中發現，他們身體裡的「物質P」濃度都異常的高，所以許多學者認為，讓中樞神經系統平衡有效的運作，對於纖維肌痛症的患者有很關鍵的幫助。

我在多倫多看診時，曾經處理過許多纖維肌痛症的患者，他們已經全身痛很久，睡眠、情緒、生活都大受影響，所以我都會先安慰他們，纖維肌痛症雖然會產生嚴重的疼痛，不過至少身體沒有重大破壞或退化等改變，也不是「病變」，只要改變生活習慣和努力配合治療，即便無法「根治」，但是會隨著生活當中的改變，學習漸漸讓自己的重心不再繼續放在「疼痛」這件事情上。有幾位中年的媽媽長年處在婚姻、經濟、小孩等各方面的壓力之中，精神上又沒有足夠的「支持系統」，家人甚至會認為她們是因為懶惰不想工作，才找一大堆藉口「裝病」。當她們終於找到有醫師願意相信她們是「真的有病」，心情都很激動，也較願意配合治療及輔導，慢慢的克服疼痛所帶來的困擾。

改善方法：讓肌肉深度的放鬆

會讓肌肉莫名的出現緊繃、痠痛等現象，情緒、運動、姿勢、睡眠、飲食各方面都需要加以留意。緊張的情緒，會讓肌肉不自主的收縮。例如很多人的肩膀會習慣性的提得很高，看起來像是不停在聳肩的體態，和潛意識無法放鬆有關。

在第三章裡有提到許多放鬆的技巧，其中呼吸的方法，對於肌肉的放鬆格外的重要。身體要完整的傳輸養分和代謝廢物，就要藉由身體能得到足夠的氧氣開始，所以學會正確的呼吸法，就是讓自己學會放鬆的第一步。

當生活太緊張、太疲累，不妨找時間犒賞自己，做一個SPA按摩，讓自己放鬆一下。很多人問我：「按摩好嗎？」我認為只要能對身體有幫助又沒有副作用的，都是好方法。目前市面上按摩的技巧非常多元，可選擇以輕柔、比較表淺的肌肉按摩，以放鬆為目的。深層的肌肉即便做用力的揉壓，也無法達到放鬆的效果，有時候反而會對肌肉造成傷害；不當的按摩產生的疼痛感會使身體不自主的收縮，肌肉反而會愈按愈緊繃，就失去為了放鬆而按摩的本意了。

情緒方面的問題如果太嚴重或是時間拖了太久，我建議尋求專家的協助，例如心理諮商或是相關的情緒調整技巧。目前在國內有許多協助諮商的單位，可以提供情緒釋放方面的輔導，而情緒調整的技巧，則包括同類療法、花精療法、顱骶骨療法、靈氣……等方式，只是現階段這些都在國外比較普遍的被使用。

要讓肌肉得到深度的放鬆，瑜珈是很好的運動，尤其是加上一些靜坐和呼吸技巧的瑜珈課程，對肌筋膜疼痛症候群和纖維肌痛症的患者有相當的幫助。就運動模式來說，肌筋膜疼痛症候群的患者適合伸展和緊實、加上一點點心肺加強的運動；而纖維肌痛症則需要緩和的運動，例如在游泳池裡的活動、散步、騎腳踏車……等，一天三十分鐘左右的運動量，當身體開始活動後，肌肉可以得到養分，平衡身體內部神經傳導物質的分泌，疼痛自然可以慢慢的緩解下來。

肌筋膜疼痛症候群的患者對於姿勢要特別注意，肌肉的收縮失衡和姿勢有密切的關係，經常容易肩頸痠痛、頭痛、上背痛的人，記得要注意下巴的位置，尤其在使用電腦、開會、或開車十分專注的時候，要隨時提醒自己「收下巴」的動作，避免讓頭頸太往前傾；而需要長時間低頭的人，例如在閱讀、寫字、繪圖或是做一些精細的工作，則要提醒自己每半小時就一定要起來動一動，同一個姿勢不要維持太久，才不會讓肌肉太過僵硬。

肌肉收縮失衡，容易落枕

睡眠上，肌筋膜疼痛症候群的患者通常可以一夜好眠，可是早晨起床後，脖子、腰部、肩膀等部位會感到僵硬緊繃，甚至習慣性的落枕。而纖維肌痛症的患者，則多半有非常嚴重的睡眠障礙，幾乎無法入睡，即便睡著了，也很難進入深層的睡眠。

無論是哪一種情況，我都會建議，睡前，用熱毛巾或是熱敷袋放在肩頸、頭部、上背部，放鬆這些部位。早晨起床時會感到僵硬、緊繃或還是很疲倦，也和入睡前的姿勢有關，應採取仰臥或是側睡的姿勢，避免趴睡或是蜷縮、或把自己的頭埋在棉被裡的姿勢，因這些姿勢都會造成頸部大幅度的扭曲，一整晚下來，自然連帶的會影響到睡眠的品質，也會讓肌肉收縮失衡，容易落枕。

想要睡的舒服香甜，對於肌肉容易產生緊繃的人來說，寢具的選擇上就要特別留意。每個人對於床墊的軟硬和材質，都有不一樣的喜好，也跟過去的習慣和經驗有關，在醫學上，目前沒有一個選擇床墊的標準，主要以個人感到舒服為主。就我的觀察，年紀比較長的長輩習慣睡稍微硬一點的床，像是榻榻米加一個薄墊，許多長輩覺得很舒服；而身材比較瘦、體重比較輕的人，通常喜歡睡軟一點的床，才不會覺得硬硬的床頂到骨盆、肩膀等需要支撐的部位。

如果發現自己的睡眠習慣開始出現一些變化，或覺得床墊怎麼睡都不舒服，可以在床上準備一些抱枕，放在身體和床墊之間出現空隙的地方，例如腰部、膝蓋下方，填補這些空隙，避免身體懸空的機會，也可抱著一個抱枕讓肩膀不要縮在一起，盡量避免睡眠時有過多的扭轉姿勢。

多補充鈣質和鎂

肌筋膜疼痛症候群和纖維肌痛症的患者，在飲食上可以多補充鈣質和鎂含量高的食物，例如豆類、核果、杏仁、深綠色蔬菜、蘋果、魚類……等。鈣和鎂都對肌肉骨骼和神經傳導有很重要的作用，缺乏鈣質容易骨質疏鬆以外，對於肌肉的收縮和放鬆也有很大的影響，對於無法熟睡的人來說，鈣質也有安定情緒、減少壓力和放鬆的效果。我們每天所需要的鈣質，大約是一千毫克左右，睡眠有障礙的人一天可補充到一千五百毫克；超過這樣的劑量，則要先詢問醫師。現代人因為飲食失衡的關係，身體缺乏鎂的情況十分普遍，鎂的作用在於提升神經系統的運作、穩定情緒、幫助肌肉協調放鬆；當鎂不足的時候，容易出現心情低落、沮喪、憂鬱、痠痛、僵硬等問題。而對於肌筋膜疼痛症候群和纖維肌痛症的患者來說，肌肉的放鬆和情緒的穩定是非常重要的，補足身體所需要的營養素，讓身體的運作完整，比較容易克服疼痛所帶來的困擾。

肌筋膜疼痛症候群和纖維肌痛症在身體的結構上雖然沒有「病變」，但是長期肌肉疼痛的人，在生活上、情緒上會受到很大的影響，嚴重的甚至會影響到人際關係和社交能力。因為疼痛通常是累積了好長一段時間才顯現出來，所以這兩種肌肉的問題相對的也需花較長的時間來改善，患者本身一定要對自己有信心，從生活中大小細節中著手，就一定可以克服疼痛，邁向無痛的人生。

類風濕性關節炎和改善方法

許多人聽到「關節炎」，都會認為是老人家的專利。其實，關節炎可以分為很多種，除了最常見的「退化性關節炎」之外，類風濕性關節炎（Rheumatoid arthritis）也是常見的一種關節炎，而身體開始出現發炎反應的年紀，最早可以從二十幾歲就開始。

目前在醫學上還沒有確認出引起「類風濕性關節炎」真正的原因為何，不過最有關聯的是和遺傳基因有關係，女性發生的機率是男性的二．五倍。類風濕性關節炎是屬於自體免疫疾病的一種，意思是說，身體的免疫系統會莫名的攻擊自己身體的組織，所以類風濕性關節炎疼痛的部位比較廣泛而對稱，包括兩邊的手指、手腕、腳趾、膝

正常關節和類風濕關節

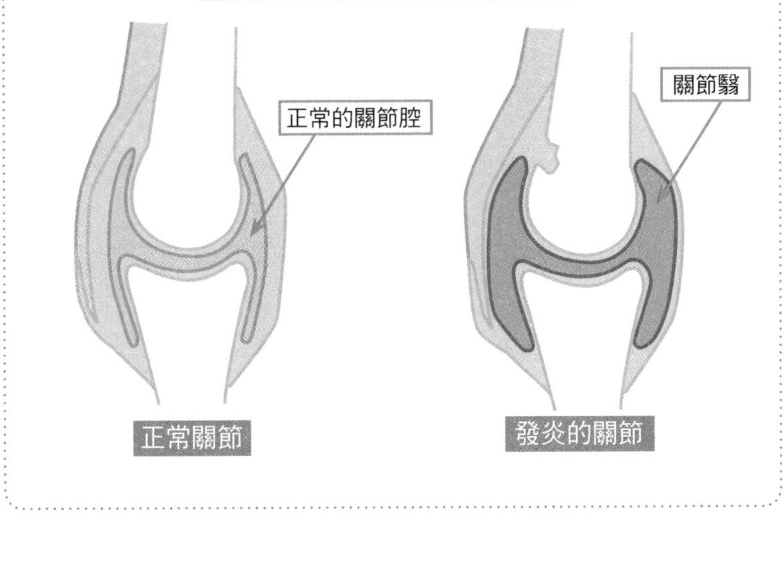

蓋等處，嚴重時則會影響到身體各處的關節，甚至引發心臟病、腎臟病、腺體運作失衡、神經病變、血管炎等。

我們的關節在軟骨的邊緣有一層滑膜（synovium），用來保護關節腔，同時分泌關節中的潤滑液。類風濕性關節炎的患者，身體的免疫反應會讓滑膜受到白血球的大量攻擊，造成關節紅、腫、熱、痛的現象，同時白血球的過度侵犯，軟骨和骨骼本身都會受損，產生許多的自由基。

當白血球嚴重破壞關節滑膜時，關節周遭的微血管會和其他的纖維組織形成關節翳（pannus），取代原來滑膜所在的位置，使得關節周遭變厚，關節活動度變差。而因為關節被厚厚的關節翳所包覆，身體所提供的養分無法有效的進入關節腔，關節長期無法得到足夠的維生素、葡萄糖、胺基酸等營養，修復的功能就無法正常運作，發炎的反應就會愈來愈嚴重。

類風濕性關節炎的患者除了關節本身的發炎現象會產生疼痛之外，因為關節的活動度受限，加上疼痛以及代謝的失衡，身體的肌肉量會嚴重的缺乏，肌肉相對無力。一般來說，因為免疫系統的紊亂，身體的代謝也會跟著受到影響，而會比常人快百分之二十。在正常的情況下，代謝速度比較快的時候，身體會用脂肪來提供熱量，但是，在類風濕性關節炎的患者身上，身體反而會消耗肌肉當中的蛋白質。有許多研究都發現，類風濕性關節炎的患者身體的肌肉量遠低於正常值，而因為肌肉量和脂肪量的比例過於懸殊，甚至容易引發心血管方面的疾病。

類風濕性關節炎最常見的症狀，包括超過一小時的晨間僵硬、多處對稱型的關節疼痛腫脹、疲倦、沒有精神、食欲不好、輕微發燒等，然而因為發炎的症狀會時好時壞，發病的時候可能會痛的很嚴重，之後感覺不會很顯著，所以在診斷上，需要透過血液和X光的相關檢查，才能夠釐清病因。

改善方法：強化身體免疫力

關節發炎的根本原因不在於關節本身，而是免疫系統出了問題，因此，治療的方向應該從減緩發炎現象、降低疼痛、增強關節機能、避免組織破壞和恢復生活品質來著手。

長期的關節發炎會影響患者的睡眠、情緒，進而使身體的神經傳導物質失去平衡，疼痛感就會加劇；就像是惡性循環般，疼痛影響睡眠、睡眠又影響著情緒導致疼痛。而當免疫系統和代謝功能都異常時，體內的養分就會快速被消耗掉，所以此類型的患者要多補充足夠的營養素，例如：維他命B、維他命C、維他命D、以及必須脂肪酸（omega-3）。研究發現，類風濕性關節炎的患者因為身體的發炎反應，身體裡的維他命B6和葉酸比一般人消耗的速度快很多，所以更需要額外的補充以避免營養失衡。維他命B6可以從馬鈴薯、香蕉、深綠色蔬菜、蘆筍、牛肉、豆類、魚類等食物當中獲得；而全麥製品、穀類、糙米、堅果、雞肉、柳橙、胡蘿蔔等食物都含有豐富的葉酸。完整的均衡飲食，對類風濕性關節炎的患者非常重要，如果外食的機會很多，或是發現自己在飲食上無法均衡的攝取各種營養，則可用補充品的方式，讓身體補足足夠的營養。

前面提過，維他命C對於關節中的軟骨，有許多正面的幫助，尤其對於類風濕性關節炎的患者來說更是重要，一天所需的劑量比退化性關節炎的患者還要高，需要到二百毫克才算足夠。維他命C是很有效的抗氧化劑，也是降低發炎反應很重要的元素之一，平日除了大量的蔬菜水果之外，對於類風濕性關節炎的患者，額外的補充品是有必要性的。

維他命D可減緩軟骨的磨損

另外，維他命D對於發炎中的關節也很重要。關節在發炎的過程裡，軟骨被磨損的同時，連接軟骨的受力面積周圍也會有微型骨裂傷的現象，對於退化性關節炎的患者，就會因此而漸漸的形成骨刺。維他命D很重要的功能是，修補骨刺前所產生的微型裂傷，穩定骨骼的形狀和力量，所以研究也發現，缺乏維他命D的人，較容易形成骨刺。

而對於風濕性關節炎的人來說，維他命D除了對骨骼有直接的幫助之外，還可以減緩軟骨磨損的速度。軟骨裡有軟骨細胞（chondrocyte），用來製造和維持軟骨當中的主要成分——膠質和蛋白聚糖。在這個過程裡，軟骨細胞需要維他命D來進行當中的作用，所以研究也發現，身體中維他命D含量低的人，軟骨會比較容易流失，進而衍生退化、關節發炎的問題。

許多人認為維他命D可以從陽光當中自行生產，不需要特別額外的攝取。但因為亞洲社會的審美觀認為女生愈白愈美，使得許多女性在防曬美白下了很多的工夫，也讓女性接觸陽光的機會不夠；而男性則從日出工作到日落，除非假日願意外出走走，否則每天曬得到陽光的機會也是微乎其微。尤其素食者、值夜班的人、或是很重視皮膚白皙的女性，最好都還是由飲食當中補充維他命D，一天大約是四百IU的分量；倘若平時魚類、乳酪、奶類製品吃的不多，更要藉由補充品來攝取足夠的分量。

必須脂肪酸是降炎聖品

另外一個降炎聖品，就是近年來很流行的必須脂肪酸（omega-3）。雖然大多數人都不希望自己身上有多餘的脂肪，不過好的脂肪對於身體是十分重要的。我們身體裡每一個細胞的外膜，都是由脂肪酸所組成，如果食物當中所攝取的是好的脂肪，提供到細胞所使用的就會是好的脂肪酸；如果攝取不好的脂肪，就會影響到細胞組成的品質，並且誘發身體的發炎反應。

身體需要透過許多精準的機轉，將吃下肚的食物分解代謝吸收完成，再提供到身體的各處做最適當的用途。必須脂肪酸之所以被稱做降炎聖品，因為它是構成減少發炎反應的前驅物質，意思是說，身體可以藉由補充必須脂肪酸，降低身體會驅動發炎的機制，並且讓細胞膜由好的脂肪酸組成。

身體在脂肪的使用上，可以相互被取代的，所以當我們使用較多好的脂肪，相對就可以減少身體使用壞的脂肪的機會。好的脂肪包括魚油、亞麻仁油、堅果中的油脂等，都是可以降炎的脂肪；而會帶來破壞的脂肪，則是我們一般常食用、存在於食用油、油炸類食品、洋芋片、奶油等，當中會誘發發炎現象的脂肪；其實這些「不健康」的油脂，不是完全不能碰，而是比例上要取得平衡，必須脂肪酸和壞的脂肪應為二：一，在美國的一份研究中，則發現現代人的飲食習慣，誘發發炎的脂肪和必須脂肪酸的比例竟然為十一：一，也難怪專家學者們要用較嚴苛的方式，呼籲民眾少碰壞脂肪，才能讓食物中的脂肪比例慢慢趨於正常。

對於類風濕性關節的患者來說，可以降炎的脂肪酸又更顯重要，因為身體的免疫反應異常，降炎需求更高了！目前在醫學上，脂肪酸的攝取並沒有很明確的建議劑量，平常可以從魚類、酪梨、橄欖、亞麻仁籽等食物中攝取必須脂肪酸；但脂肪酸如果可以從補充品中獲得，降炎的效果會更明顯；初期一天總量三千毫克，但要分開服用，也就是每餐飯後一千毫克的劑量。如果發炎情況很嚴重，或是有其他特殊目的，一天的劑量超過三千毫克，就要詢問醫師，免得造成身體額外的負擔。

特別要提醒的是，平日的飲食中，魚類最好以小型魚為主，因為現在許多大型魚類受到水污染的波及，魚肉的重金屬含量過高，所以選購時應選擇小型魚或是有認證的供應商。

類風濕性關節炎疼痛的原因來自於身體的發炎反應，當疼痛減緩的時候，記得還是要多運動，讓身體多動，維持關節的活動度，就可以減少僵硬

僵直性脊椎炎

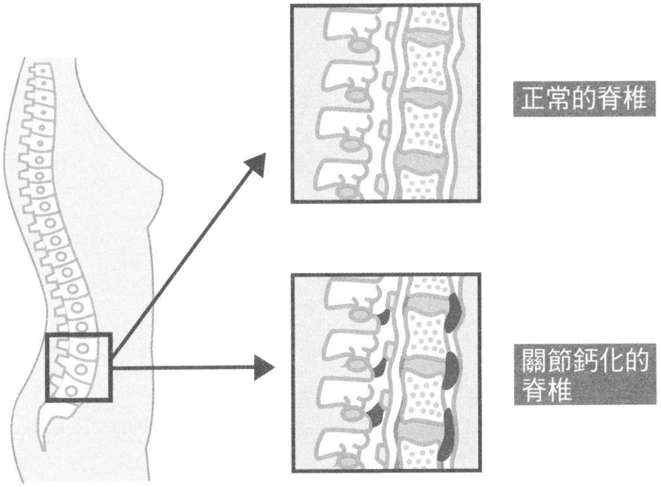

發生的機會。雖然在疼痛發病的過程中很難受，不過如果能從平時的飲食當中減少發炎現象，就可減少用藥的機會，讓自己的生活品質更輕鬆、更美好。

僵直性脊椎炎和改善方法

許多人長期背部、腰部覺得很僵硬，就懷疑自己是不是患了「僵直性脊椎炎（Ankylosing spondylitis）」，其實，僵直性脊椎炎是一種免疫系統失衡的疾病，和遺傳基因相關，男性發生的機率是女性的三倍，而即便發病在女性身上，症狀也會比男性輕微許多。

僵直性脊椎炎可以根治嗎？

僵直性脊椎炎是一種血清陰性的關節疾病，指血液中的類風濕因子的反應呈現為陰性，但是依舊會造成脊椎關節發炎的現象。同一類型的關節炎當中，僵直性脊椎炎是較為普遍的一種，嚴重程度因人而異，因為病理原因和免疫系統的失衡有關，目前醫學上的治療方式並無法完全的根治。僵直性脊椎炎不會影響壽命的長短，但經常性的疼痛容易影響生活品質。

僵直性脊椎炎好發於二十至四十歲的男性，初期的症狀是清晨起床時，腰部、背部和臀部有僵硬疼痛的感覺，但活動之後僵硬的感覺可以獲得減緩，有大約三分之一的患者在末梢的關節，例如手指、手肘、腳踝、膝蓋等部位也會出現僵硬的症狀，其他包括肩膀、髖關節都有可能同時發炎，進而產生全面性的疼痛，比較嚴重的疼痛會擴及到肋骨、頸椎或是眼睛。

有些患者會因為肋骨和脊椎連結的關節受到發炎的影響，活動度大幅度的減少，造成呼吸困難、胸悶等不適，而頸椎關節的發炎，會連帶的影響到晚上睡覺時無法完全的放鬆，在早晨起床時的僵硬感則更顯嚴重。此外，因為免疫系統同時可能攻擊眼球的葡萄膜，使得眼球出現紅腫發炎的情況。

僵直性脊椎炎在初期發病的時候，不容易被確切的診斷出來，因初期僵硬的感覺可以透過活動獲得改善，脊椎鈣化的情況十分輕微而不容易在X光上察覺，所以為了釐清診斷，多半會做血液的檢查，篩檢類風濕因子和HLA-B27是否為陽性反應。前面提過，僵直性脊椎炎的類風濕因子會呈現陰性，而如果HLA-B27的檢查為陽性，就有可能是僵直性脊椎炎所造成的疼痛。

HLA-B27遺傳基因是一種人類白血球表面抗原，大約百分之九十至九十五僵直性脊椎炎的患者都會呈現陽性的反應，不過，不是所有陽性反應都代表已經罹患了僵直性脊椎炎，還是要對照其他症狀以及X光片的比對，才能夠確認診斷。

僵直性脊椎炎的疼痛通常不是持續性的，會一陣子特別嚴重、一陣子又比較緩解。和其他的關節炎很不同的地方是，臥床休息對於疼痛的減緩完全沒有幫助，甚至會讓疼痛更明顯，而運動後則可以讓疼痛感稍減許多。僵直性脊椎炎的後期，韌帶和肌腱會嚴重的發炎而產生鈣化，使得關節活動度大幅度的受限，所以平時姿勢的維持，是僵直性脊椎炎患者需要特別注意的。

近年來的研究發現，僵直性脊椎炎和腸道的發炎也有很密切的關係，當腸道健康時，疼痛發作的頻率會減少；而經常腹瀉、腹脹、腹痛的患者，疼痛也比較嚴重。要全面性的改善僵直性脊椎炎所帶來的疼痛，需要由多方面同時著手，包括運動、姿勢和飲食，才能減少病痛對於生活品質的影響。

改善方法：良好的運動習慣，增加關節的循環和活動度

運動對僵直性脊椎炎的患者來說是所有治療中最重要的環節。因為免疫系統破壞身體的結締組織，使得關節中的韌帶和肌腱逐漸硬化，所以培養良好的運動習慣，增加關節的循環和活動度，是減緩僵直性脊椎炎惡化的最佳方式。

運動的選擇必需多元化，尤其增加脊椎柔軟度的伸展最為重要的。有研究顯示，當患者配合醫師做三個月的有氧運動、伸展和心肺強化的運動之後，脊椎的活動度和胸口的擴張度有顯著的進步。而因為僵直性脊椎炎最常在骨盆當中的薦

髂關節產生發炎現象，要避免下半身的重力失衡，就需要多增加髖關節的訓練。

爬樓梯可有效訓練髖關節

髖關節的訓練需要多做伸展以及肌力的鍛鍊，例如爬樓梯就是一個很容易訓練到髖關節的運動。而其他像是擴胸的伸展、抬腿的伸展，對於關節活動度的提升都很有幫助。有愈來愈多的學者都特別針對運動療法對於僵直性脊椎炎進行相關研究發現，雖然無法逆轉發炎現象的產生，但對於疼痛的緩解以及關節的保養，已經證實有顯著的效果，甚至可以因此減少藥物的使用。

除了持續的運動之外，姿勢也需要特別留意。因為關節沾黏的關係，會使得許多僵直性脊椎炎的患者在四十歲之後嚴重的駝背，挺直不起來。前面提過，薦髂關節是初期僵直性脊椎炎容易發炎的部位，當薦髂關節受到影響時，身體的重心容易出現骨盆後傾的現象，讓髖關節往後伸的角度變少，股四頭肌相對無力，而膝蓋需要微彎才能維持平衡，久而久之體態也會變得失衡，站立的姿勢變得吃力。

在體態還沒有產生嚴重的變化之前，平時要盡量讓自己的臀部微提，有點像是翹屁股的動作，會用到一些腰部和臀部的肌肉力量；而平常即便是坐著的時候，也要讓自己腹部能夠稍微用力內縮，就可以訓練到核心肌群，自然可以降低姿勢不良所帶來的影響。

日常的保健

因為長期處在發炎的現象中，患者會特別容易感到疲倦，改善之道就是一定要讓自己的生活規律，當關節有脹痛、悶痛或是發熱的情況，可先在關節上冰敷幾分鐘；反覆出現的疲倦、僵硬、疼痛常會影響患者的心情，所以每天都讓自己安靜、放空一小段時間，以舒緩生理和心理的不適感。

另外，震動對於發炎中的關節和骨骼會帶來一些負面的影響。研究發現，在長期通車或是開車時過多的震動，會讓僵直性脊椎炎的患者疼痛加劇，在X光上甚至可看得到骨骼上的破壞。尤其是短時間的強烈震動，例如行駛在不平整的道路上，會讓脊椎中的椎間盤、椎關節和韌帶等組織受傷，周遭的肌肉也會失去彈性。如果在工作上無法避免長時間通車，可在座位底下墊一個軟墊，減少過多的震動，減緩因震動所產生的疼痛。

飲食上，容易引起發炎現象的食物，例如油炸類、肉類、含糖分飲料、糖果、餅乾等，都應該避免。近年來已經發現腸道的健康和僵直性脊椎炎之間有一定的關連，多吃新鮮的蔬菜水果，可以減少身體發炎的機會，而如果容易出現腸道不適的情況，例如經常性的便祕、腹瀉、腹痛、腹脹等毛病，可以適度的補充益生菌或是酵素，協助腸道在進行消化和吸收時的運作更順暢。

許多人問過我，脊骨神經醫學上的調整，對於僵直性脊椎炎是否有幫助？以我目前所觀察到的個案，關節的調整可以提升關節的活動度，同時可以減少晨間僵硬的程度，或是讓患者增長睡眠時間，不會因感到疼痛而醒來。就現階段醫學上的研究還沒有很明確的發現關節調整和僵直性脊椎炎的相關性，不過在幾個小型研究中，倒是很明確的看到了顯著的正向改變。只是，僵直性脊椎炎的問題無法根治，也是屬於慢性疼痛的一種，在恢復的時間上需要更多的耐心，脊骨神經的調整，至少需要十二周到十八周以上的時間，才可以漸漸的感受到進步。

目前在醫學上，已經證實有許多有效的方法，可以成功的控制僵直性脊椎炎所產生的疼痛。運動對於僵直性脊椎炎的患者非常的重要，固定維持良好的運動習慣，可以減少關節發炎的情況，而維持正確的姿勢，則可以避免未來駝背的體態。當然，保持心情愉快對於發炎的關節也有改善的效果，如果經常處在憂鬱、不安、緊張、焦慮的心情下，身體會不自覺的緊繃，免疫系統容易失衡，疼痛就會更嚴重了！雖然僵直性脊椎炎是一個無法逆轉根治的疾病，不過只要找到對的方法，還是可以輕鬆面對疼痛。

痛風和改善方法

痛風（Gout）在過去曾經有「富貴男人病」（rich man's disease）的封號，因為痛風最常出現在喜歡精緻美食、喝酒過量和肥胖的男性身上；但也會發生在少數的女性身上。就研究的數據來看，每一千位男性當中，大約有五至六・六位會有痛風的情況；而每一千位女性當中，大約只有一至三位會有痛風的情況，整體來說，三十歲到五十歲的男性，是最容易出現痛風的族群。

痛風產生的原因

所謂痛風，是指當身體的尿酸含量過高時，會在關節腔裡形成尿酸單鈉結晶（monosodium urate crystals），使得關節腔紅腫發炎產生疼痛。尿酸是身體在正常運作下，分解蛋白質之後所產生的物質，可以藉由一般正常的代謝機制排出體

痛風

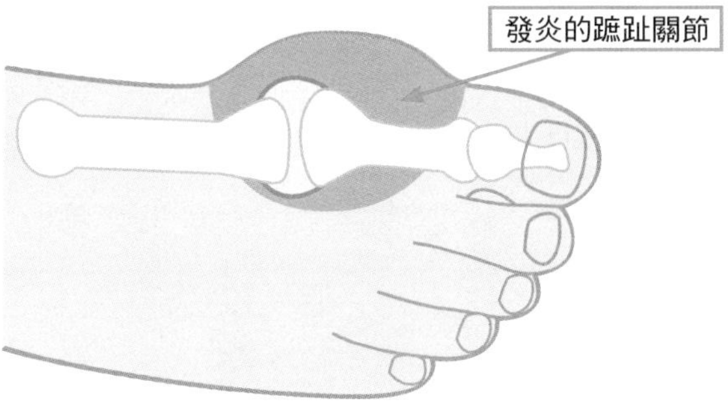

外。可是當代謝的機制失衡，或是腎臟的運作出現問題，就可能導致過量的尿酸無法順利的排出，而逐漸形成尿酸單鈉結晶造成痛風。

雖然產生痛風的原因和身體的代謝機制有關，可是因為所造成的疼痛主要都在身體各處關節，所以也被歸類為關節炎的一種。大約九成以上的患者在初期只會有一個關節感到疼痛，而有高達半數以上發炎的關節都是在第一根腳趾頭的蹠趾關節，其他好發部位則包括腳跟、膝蓋、腳踝、手腕、手指等處，通常結晶要在溫度較低的部位才會累積形成，所以末梢關節就成為最常出現發炎的地方。

錯誤的飲食習慣會引起身體代謝失衡

身體的代謝機制會出現失衡，除了遺傳基因的影響以外，就是和生活習慣脫不了關係了，過多精緻的海鮮、動物內臟、酒精、高血壓病史、肥胖、過度用藥、運動不足，都是引發痛風的高危險因子。如果家中有痛風的遺傳基因，在平常的生活上就要更加留意，也需要定期做健康檢查，來確認尿酸指數。

之所以要在平時確認尿酸指數，因為痛風分為四個階段，在最初期時患者是沒有症狀的，稱為「無症狀高尿酸血症」（asymptomatic hyperuricemia），這個階段患者唯一的異常是，血液篩檢的結果會有超標的尿酸值，其他不會有任何的疼痛或不適，所以經常被忽略。如果當尿酸值已經高於正常值，生活中還是沒有特別留意，就有可能衍生成「急性痛風性關節炎」（acute gout）。

急性痛風性關節炎

急性期的痛風真的是非常「急性」，患者在睡前沒有任何症狀，睡到半夜會突然間被腳趾頭的劇烈疼痛痛醒，在疼痛的當下多半會無法負重，也無法行走，甚至伴隨著忽冷忽熱的不適症狀。在急性發炎期需要藉由藥物來緩解疼痛；當疼痛被控制下來後，患者可以稍微喘口氣，而進入到下一個「間歇期」（intercritical gout）。

在間歇期的痛風患者，許多人會以為自己已經「好了」，因為在這個期間，患者通常不需要服用藥物，也不會有明顯的疼痛。對於已經發病過的患者，在生活習慣上必須特別謹慎，同時應該配合醫師找出代謝失衡的真正原因。只要在飲食上留意，控制體內的尿酸濃度，通常可以有效的減少痛風復發的機會；但是如果依舊大魚大肉、大啖生猛海鮮，就會發展到痛風的最後一個階段「慢性痛風石關節炎」（recurrent gouty arthritis/chronic tophacious gout）。

慢性痛風石關節炎

當急性的發炎期不斷的反覆復發時，會讓痛風慢慢衍生成慢性疼痛，尿酸單鈉結晶會逐漸形成痛風石（tophi），累積在多處關節，手、腳、肩膀、腳踝等，也有可能沉澱於內臟器官等部位，引發器官的衰竭。從研究上的數據顯示，從第一次的急性發炎期到慢性痛風石的產生，平均的時間大約為十一．六年，也就是說，即便在發病過後，也是需要經過很長的一段時間，才會讓身體產生這麼大的變化。所以，如果知道自己是高尿酸的危險族群或是已經有過急性發炎紀錄的人，都應該更加注意生活和飲食上的習慣，才不會讓病情惡化到難以挽救的地步。

改善方法：少肉、少魚、少喝酒，多蔬、多果、多喝水

在痛風還沒有發展到最後一個階段之前，都可以靠平日的生活型態和飲食習

慣來減少急性發炎的頻率，藉此避免形成慢性關節炎的可能性。在飲食方面，痛風的患者可以實行「三少三多」，也就是少肉、少魚、少喝酒，多蔬、多果、多喝水。

前面提過，尿酸是由蛋白質分解過後所形成的產物，尤其是含有普林的食物與身體作用之後，會形成更多的尿酸。雖然尿酸的累積可能源自於代謝異常或是腎臟功能不全，以致於無法順利將尿酸排出體外，但是只要減少普林的攝取，就可減少身體需要代謝尿酸的負擔。

含高普林的食物包括海鮮、動物內臟、肉類等，雖然也有許多植物性高普林的食物，但目前研究上發現，植物中所含的普林，即使暫時讓尿酸升高，但可在短時間裡排出體外，不會累積成尿酸單鈉結晶。在過去，許多痛風患者太過於注重減少普林的攝取，肉類、奶類、蛋類、豆類、含普林的蔬菜等通通都不碰，反而讓身體的蛋白質嚴重缺乏，因此營養失衡。

如果不確定到底哪些食物可以吃、哪些不能吃，簡單的分類，就是讓自己多吃蔬菜水果和奶類製品，少吃海鮮和肉類，尤其是動物的內臟。在幾項研究中都發現，蔬菜當中即便含有普林，也不會讓痛風惡化，而多補充奶類製品，包括牛奶、優酪乳等，可降低體內中的尿酸值。蔬菜水果中含有豐富纖維、維他命C和葉酸……等，也都對痛風患者很有幫助。如果無法攝取足夠的蔬果量，可多補充維他命C的營養品，一天五百毫克的劑量，兩個月後對於減緩痛風有很顯著的改善。簡單的說，均衡的攝取蔬果和奶蛋製品，不用擔心痛風會惡化，還可以讓身體的蛋白質不會過於缺乏，也讓身體獲得更完整的營養。

酒精對於痛風的患者，則是一大禁忌。所有的研究都一致發現，酒精會讓尿酸值升高，而且會降低身體排出尿酸的功能。不同種類型的酒精中，啤酒對痛風的影響最大，這和啤酒的發酵有直接的關聯，其次是蒸餾酒，影響最小的則是葡萄酒。也有研究顯示，少量的葡萄酒甚至有助於痛風，因為葡萄酒釀造的方式以及其中抗氧化的效果，可以強化尿酸的排出。雖然如此，我還是不建議喝酒過量，偶而的小酌兩杯，葡萄酒是比較適合的選擇。

對於痛風的患者來說，除了「水」之外，其他含有糖分的飲料都不適合。水分可以讓尿酸更有機會排出體外，一天至少要飲用大約六到八杯的水。而含糖分的飲料，包括可樂、汽水、果汁等，都會增加腎臟的負擔，最好不要飲用。此外，含高糖分、高鹽分的零食，例如糖果、餅乾、冰淇淋、巧克力等，也都應該避免。

運動可增加代謝率，降低尿酸值

運動對於痛風的患者也是非常重要的環節，運動可以促進身體的新陳代謝，增強基礎代謝率，所以會流汗、有點喘的心肺運動是最適合的項目，例如慢跑、游泳、騎腳踏車或是有氧舞蹈等，對於降低體內的尿酸值有顯著的效果。不過，運動最困難的就是持之以恆，要讓自己每天至少花三十分鐘以上做運動，效果才能看得到。

當飲食中以蔬菜水果為主、不喝含糖分的飲料、運動量又足夠，體重自然就會跟著慢慢降下來！許多研究都發現肥胖是讓痛風惡化的一大危險因子，有些研究以身體質量指數（Body Mass Index，簡稱BMI）為基準、有些研究以腰圍和身高比例為基準，都發現肥胖對於痛風有直接的負面影響。而因為肥胖也同時會增加心血管、血壓、關節的負擔，如果能夠下定決心瘦身，相信痛風的發作頻率也會跟著減緩下來。

痛風在初期階段可以藉由生活中的小細節來控制，相對於其他類型的關節炎，痛風需要在飲食上特別謹慎，才可以避免病情惡化。簡單的說，尿酸的少形成和多排除，是減緩尿酸累積沉殿的不二法門，而要讓身體代謝完整而有效率，就要減少腎臟的負擔，促進新陳代謝。平常的飲食，最好能夠以少油少鹽少糖為佳，大量的蔬果和水分，才能夠降低痛風急性發炎的頻率，不讓慢性疼痛找上身。

後語

克服疼痛不是一件容易的事情，更是一條漫長的路，很多道理聽過很多次，可是要能夠確實的實踐在生活當中，真的是一大挑戰。

從醫學院畢業到現在，我看到了、聽到了許多和「疼痛」有關的故事，當初想要從數學系轉換跑道投入到「健康」這個領域，就是希望能夠盡自己的一份力量，來幫助世界上需要幫助的人；選擇回來台灣，更是因為希望能夠透過脊骨神經醫學，從一個不同的醫學角度，幫助更多這片土地上的人遠離疼痛、恢復健康。可是，當自己看到了這麼多不同的案例，因為各種因素而深陷在疼痛當中，尤其是超乎脊椎、骨骼、關節、肌肉原因所造成的疼痛，就讓我更感到心疼而無力。也因此，在醫學院畢業之後，我廣泛的涉獵各種方法、閱讀書籍、上進階課程，希望能夠用更寬廣的視野、更多元的手法，來面對「疼痛」這個問題。換句話說，醫學院的學程讓我奠定下紮實的醫學基礎，而真正的「學習」，則是當我親自在面對問題的時候所使用的方法和邏輯。

每當我聽到有人因為疼痛而影響到人際關係、夫妻感情、工作事業、人生態度等，我就希望可以跟對方好好談一談，試圖找出問題最深層的根源。有些病痛，也許已經有結構破壞而無法根治；有些病痛，也許你其實知道改善的方法只是無力去做；有些病痛，也許你知道問題的根源卻不願意面對；而我，很期盼透過文字，幫助你克服疼痛，用最簡單的方式，減緩疼痛對你帶來的困擾。

我曾經因為車禍受傷而需要定期復健治療、或壓力過大而無法入睡，也和許多人一樣，曾因為情緒的低潮而呼吸困難，因為姿勢的不注意而全身痠痛；在這些過程當中，我不斷的找方法，減低疼痛可能對我帶來的影響，而我也深刻的體會到，自癒力真的很奇妙，最好的醫生原來就住在你的身體裡！只要好好讓自己在身心各方面「平衡」的狀態，許多疼痛感真的可以不藥而癒！

這本書寫了兩年多，中間經歷了許多事情。這裡有我想對你說的話，特別將這本書獻給所有我認識過、愛過的你，希望在你遠離疼痛後，可以重新點燃對生命的熱情，讓夢想起飛！

二〇一一年十月於台北

附錄

每天3招，疼痛不見了

頸部伸展

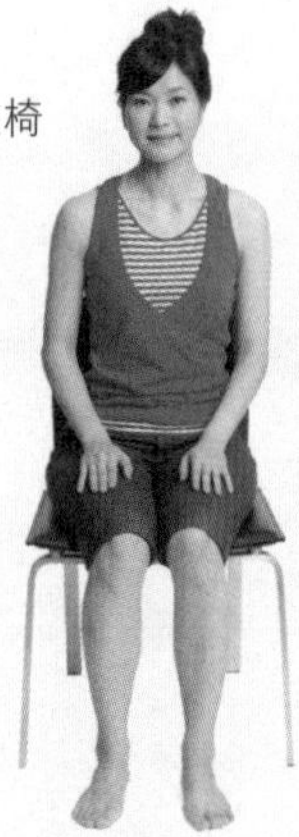

1

預備動作，正坐在椅子上，身體放鬆。

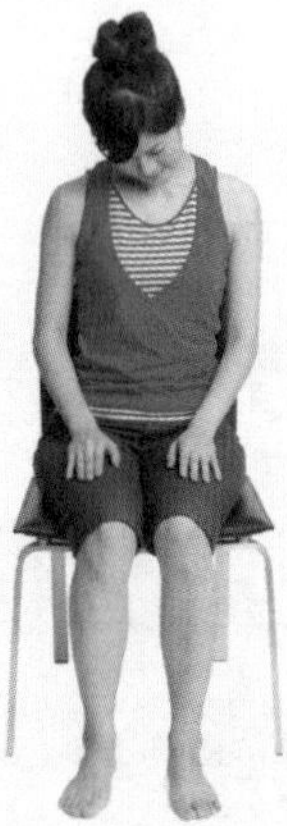

2

輕輕將頸部往前壓低，直到後頸部有被拉開的感覺。

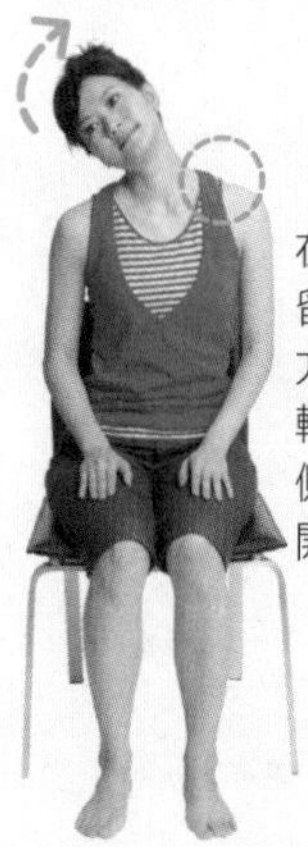

3

在步驟2稍作停留後，以順時針方向轉動頸部，轉到右側時，左側頸部應有伸展開來的感覺。

Point

☆注意，做伸展時要抬頭挺胸，千萬記得不要駝背。
☆速度要盡量放慢，以20秒轉一圈的速度為佳。
☆若有頭暈的情況，可以將速度再放慢或是將角度拉回來一點，不需要太過用力，有拉伸到的感覺即可。

4

轉到正後方時可稍作停留，前頸應有伸展開來的感覺。

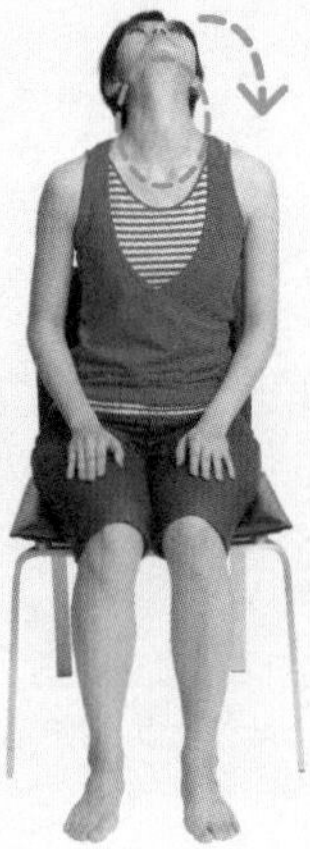

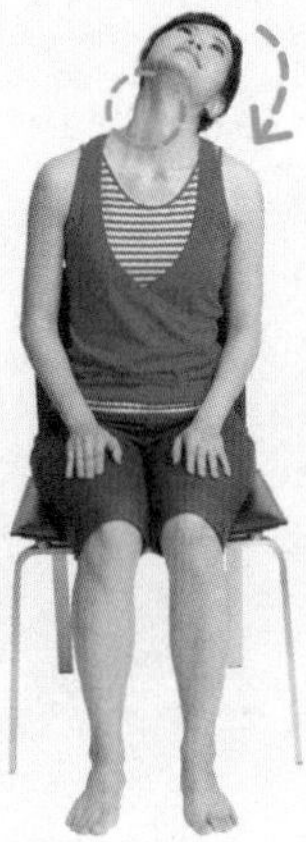

5

繼續順時針的方向轉到左側以伸展右側的頸部肌肉，並稍作停留。

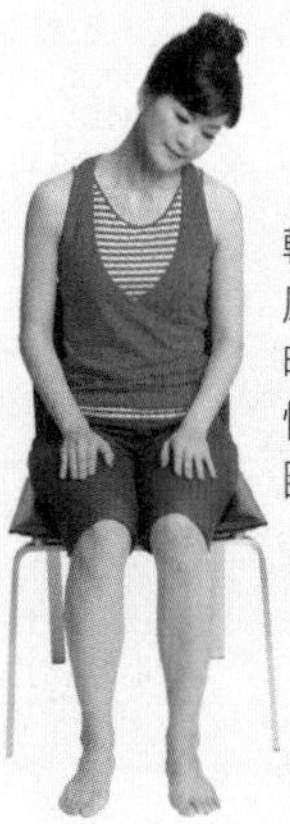

6

轉一圈後回到原點，再以逆時針的方向慢慢的再轉一圈。

順時針和逆時針方向各轉五圈

側身伸展

起床動作 2

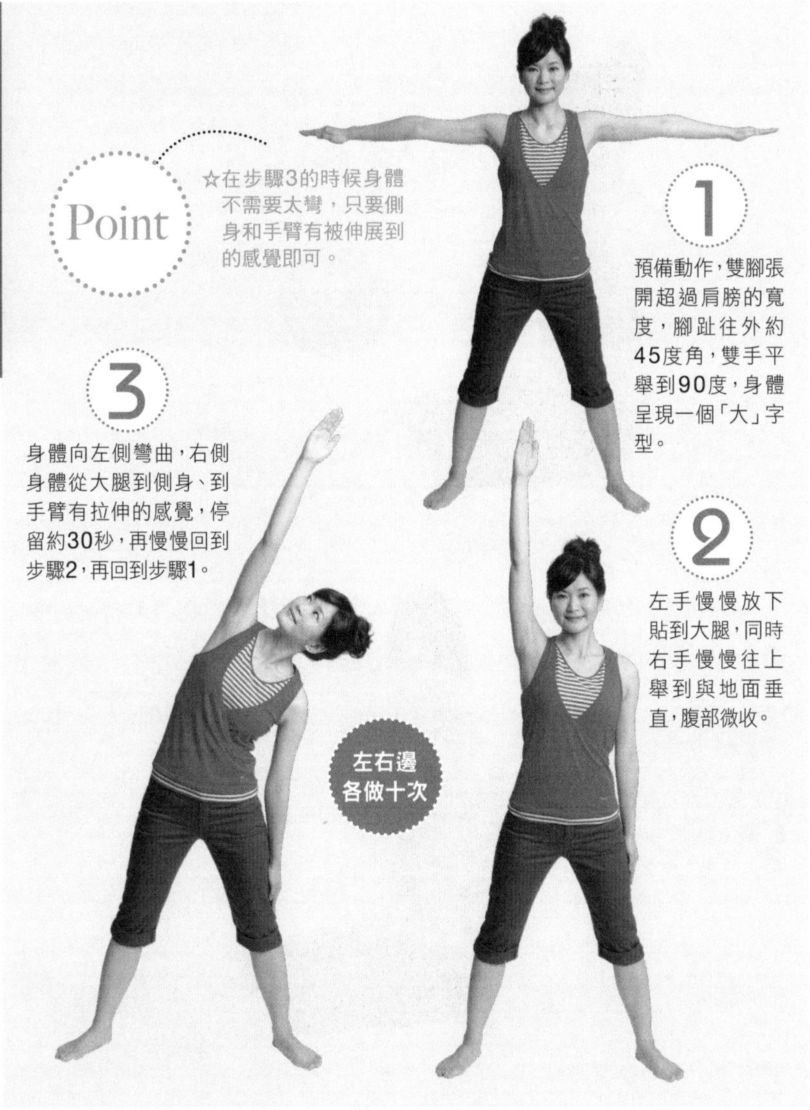
Point
☆在步驟3的時候身體不需要太彎，只要側身和手臂有被伸展到的感覺即可。
1
預備動作，雙腳張開超過肩膀的寬度，腳趾往外約45度角，雙手平舉到90度，身體呈現一個「大」字型。
2
左手慢慢放下貼到大腿，同時右手慢慢往上舉到與地面垂直，腹部微收。
3
身體向左側彎曲，右側身體從大腿到側身、到手臂有拉伸的感覺，停留約30秒，再慢慢回到步驟2，再回到步驟1。
左右邊各做十次

坐姿腰椎扭轉

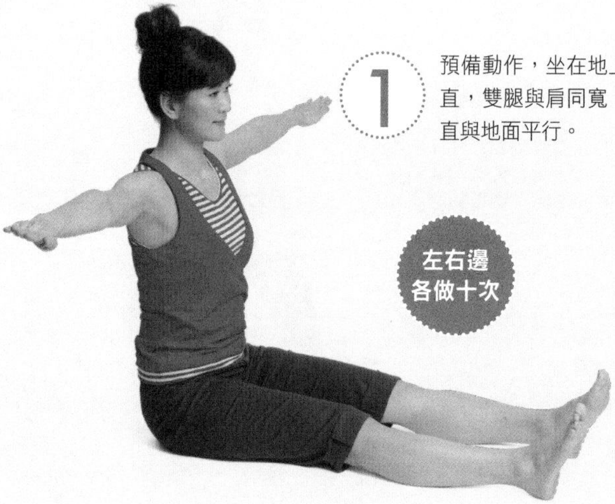

1 預備動作，坐在地上膝蓋伸直，雙腿與肩同寬，雙手伸直與地面平行。

左右邊各做十次

Point

☆腰部應有用力和伸展的感覺。

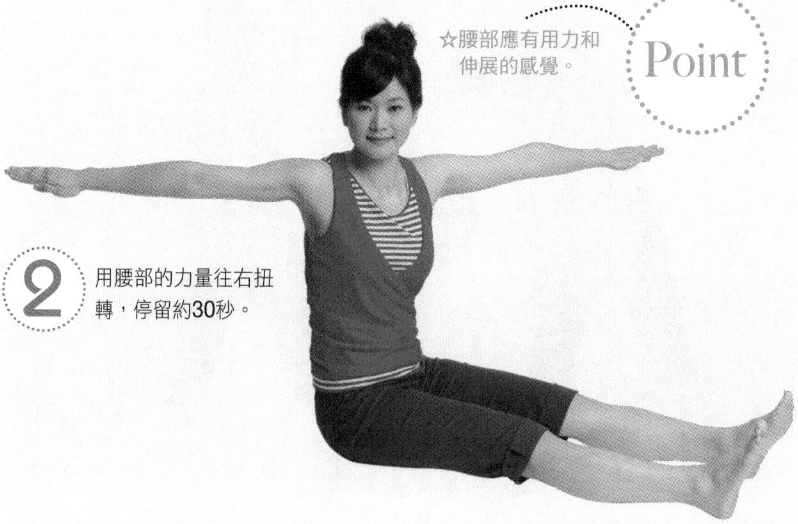

2 用腰部的力量往右扭轉，停留約30秒。

手臂轉圈(肩膀活動度)

辦公室動作 1

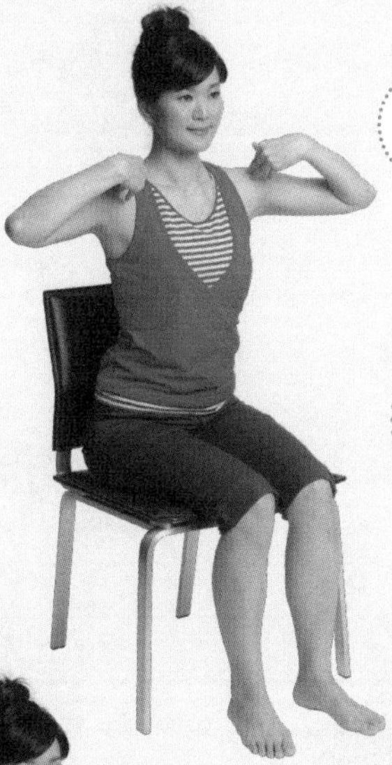

1 預備動作，正坐在椅子上，雙手手指放在肩膀上方，上手臂和身體呈90度垂直。

Point

☆肩關節和胸口應有伸展開來的感覺。
☆記得速度放慢。

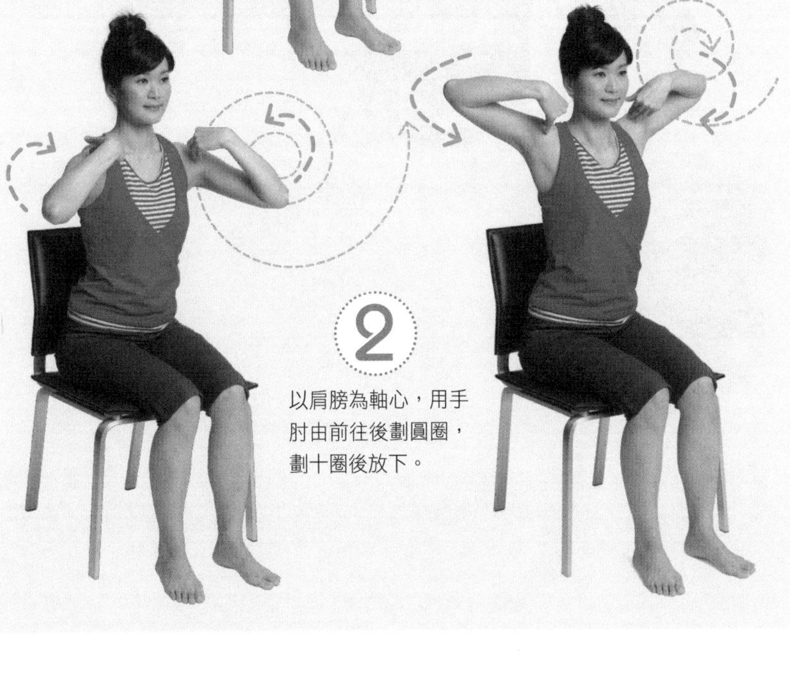

2 以肩膀為軸心，用手肘由前往後劃圓圈，劃十圈後放下。

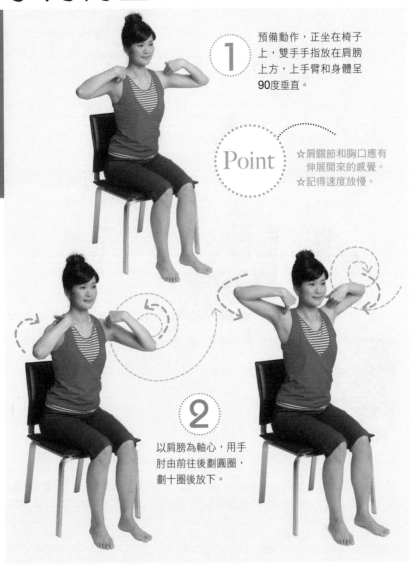

腰部扭轉

左右邊各做十次

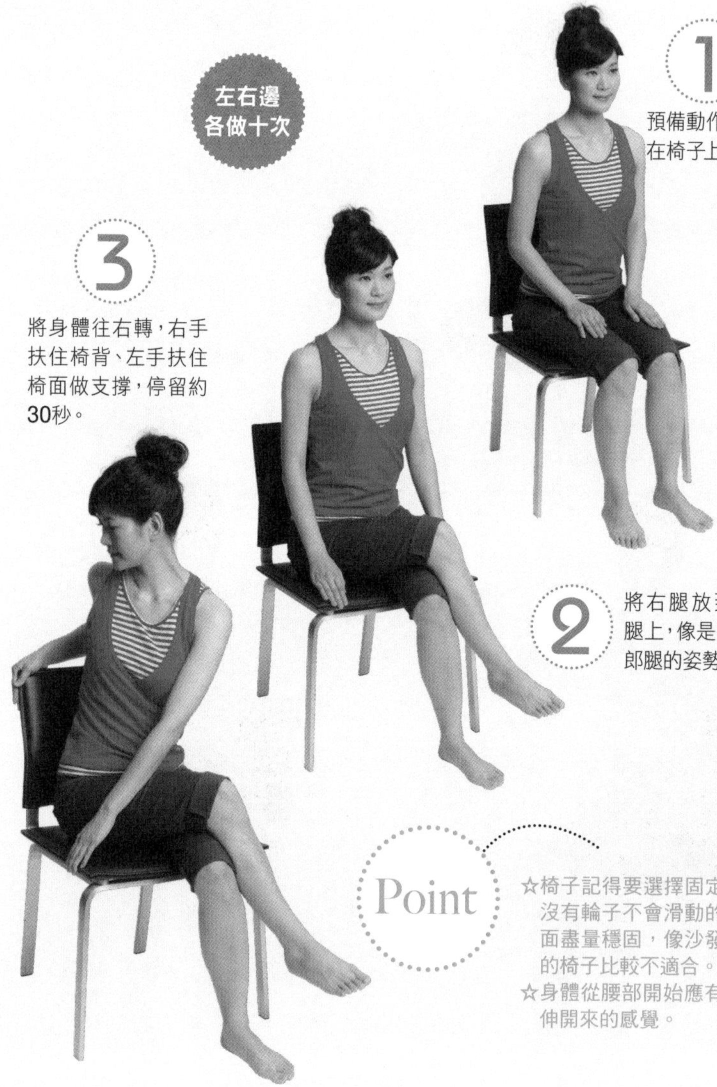

1

預備動作，正坐在椅子上。

2

將右腿放到左腿上，像是翹二郎腿的姿勢。

3

將身體往右轉，右手扶住椅背、左手扶住椅面做支撐，停留約30秒。

Point

☆椅子記得要選擇固定式、沒有輪子不會滑動的，椅面盡量穩固，像沙發類型的椅子比較不適合。

☆身體從腰部開始應有被拉伸開來的感覺。

辦公室動作 3

臀部伸展

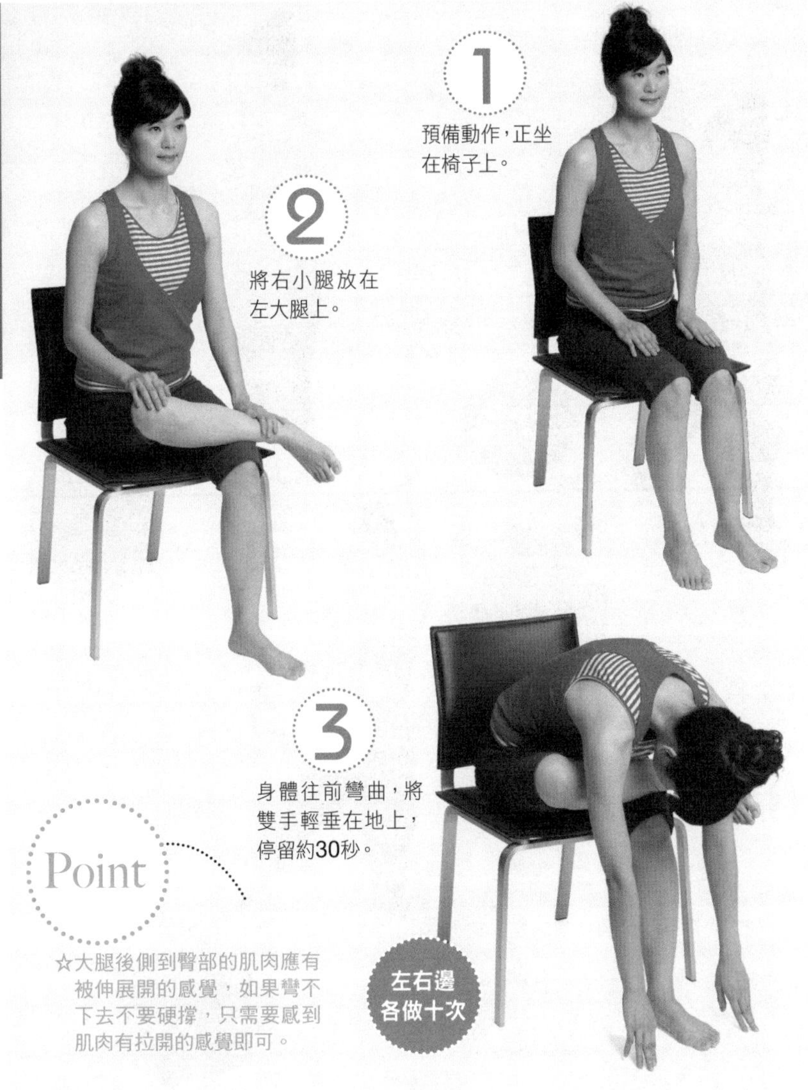

1
預備動作，正坐在椅子上。

2
將右小腿放在左大腿上。

3
身體往前彎曲，將雙手輕垂在地上，停留約30秒。

左右邊各做十次

Point

☆大腿後側到臀部的肌肉應有被伸展開的感覺，如果彎不下去不要硬撐，只需要感到肌肉有拉開的感覺即可。

回家後休閒動作 1

大腿後側伸展

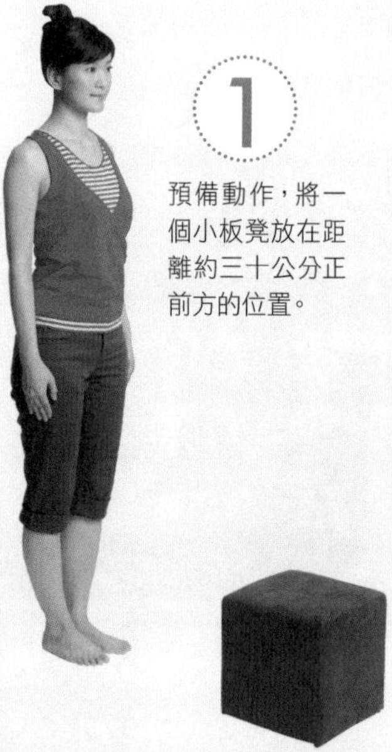

1

預備動作，將一個小板凳放在距離約三十公分正前方的位置。

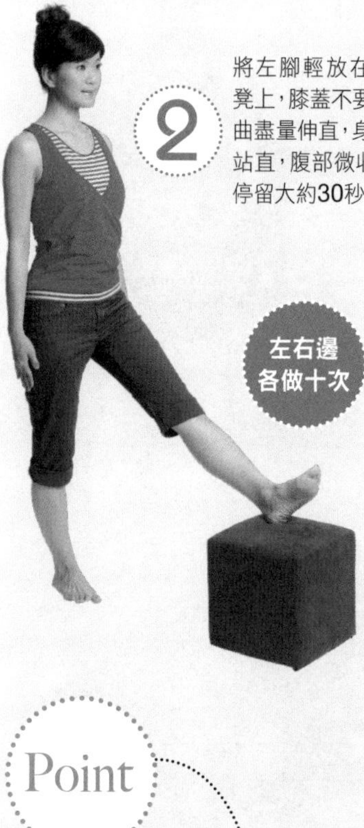

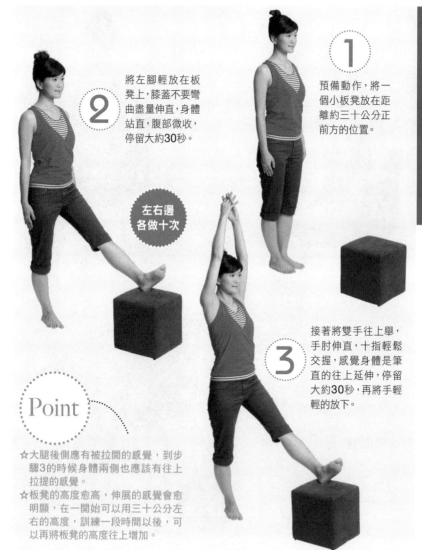

2

將左腳輕放在板凳上，膝蓋不要彎曲盡量伸直，身體站直，腹部微收，停留大約30秒。

左右邊各做十次

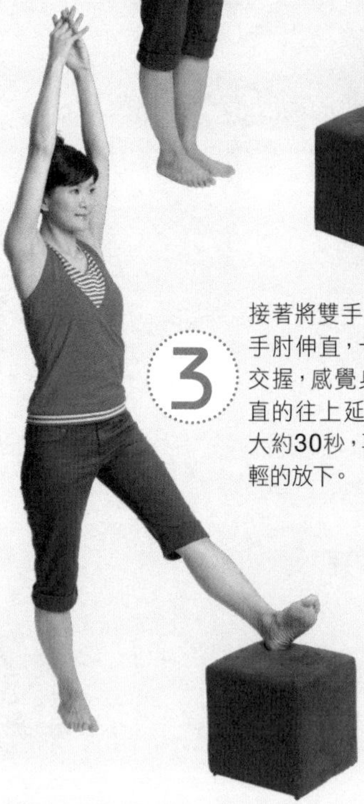

3

接著將雙手往上舉，手肘伸直，十指輕鬆交握，感覺身體是筆直的往上延伸，停留大約30秒，再將手輕輕的放下。

Point

☆大腿後側應有被拉開的感覺，到步驟3的時候身體兩側也應該有往上拉提的感覺。

☆板凳的高度愈高，伸展的感覺會愈明顯，在一開始可以用三十公分左右的高度，訓練一段時間以後，可以再將板凳的高度往上增加。

大腿內側伸展

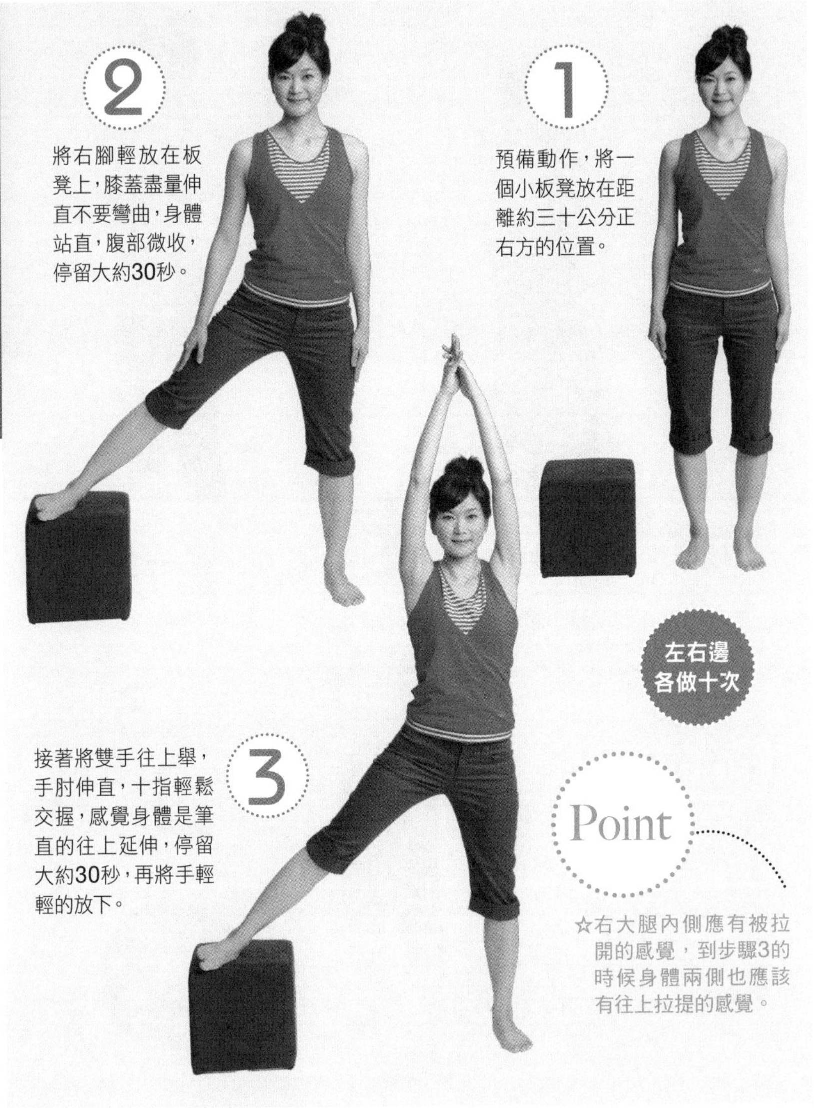

1

預備動作，將一個小板凳放在距離約三十公分正右方的位置。

2

將右腳輕放在板凳上，膝蓋盡量伸直不要彎曲，身體站直，腹部微收，停留大約30秒。

3

接著將雙手往上舉，手肘伸直，十指輕鬆交握，感覺身體是筆直的往上延伸，停留大約30秒，再將手輕輕的放下。

左右邊各做十次

Point

☆右大腿內側應有被拉開的感覺，到步驟3的時候身體兩側也應該有往上拉提的感覺。

手臂劃圈

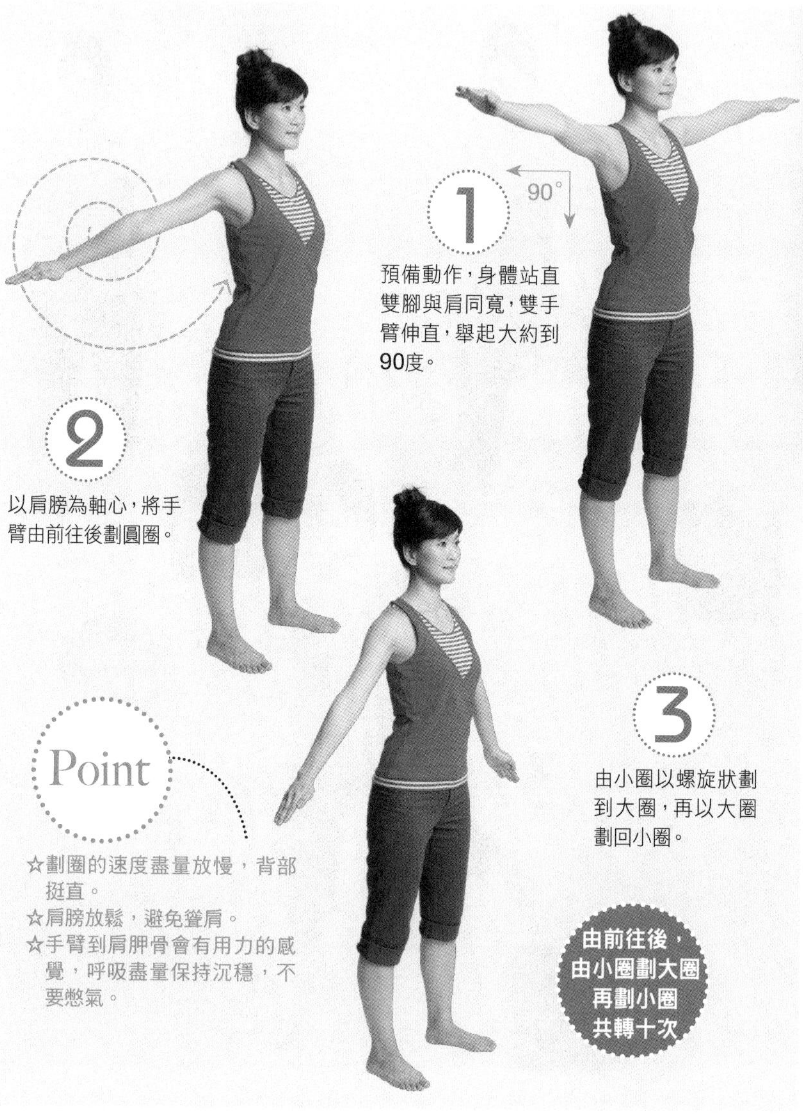

1

預備動作，身體站直雙腳與肩同寬，雙手臂伸直，舉起大約到90度。

2

以肩膀為軸心，將手臂由前往後劃圓圈。

3

由小圈以螺旋狀劃到大圈，再以大圈劃回小圈。

由前往後，由小圈劃大圈再劃小圈共轉十次

Point

☆劃圈的速度盡量放慢，背部挺直。
☆肩膀放鬆，避免聳肩。
☆手臂到肩胛骨會有用力的感覺，呼吸盡量保持沉穩，不要憋氣。

床上頸部伸展

睡前動作 1

1 預備動作，放鬆躺在床上，慢慢用手肘的力量將上半身撐起，上手臂盡量和床面呈九十度的夾角。

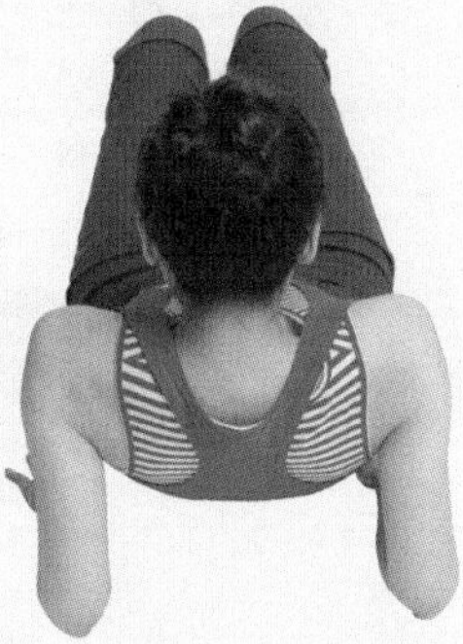

2 讓頸部輕輕的往後放鬆，直接往後垂下，停住10秒之後，讓頸部再更放鬆的往後拉伸，藉由地心引力的力量讓頸部前方的肌肉做更深層的伸展。

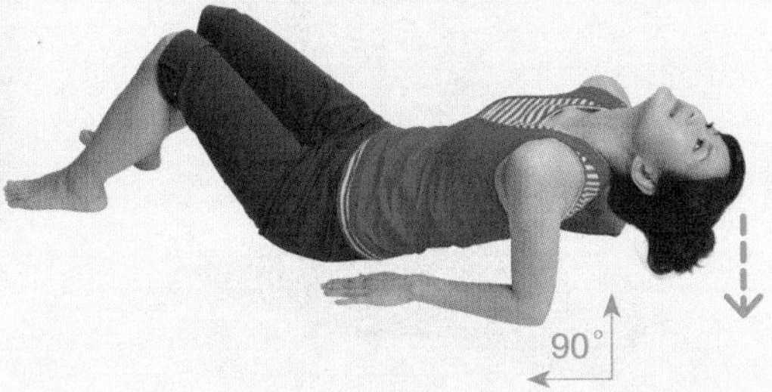

3 接著，再輕輕的轉動頭部，讓右肩膀頂住頭部，停留大約5秒，再往左側做相同的動作。

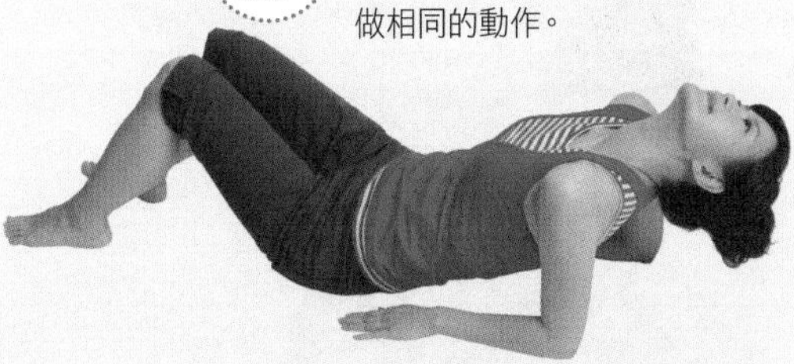

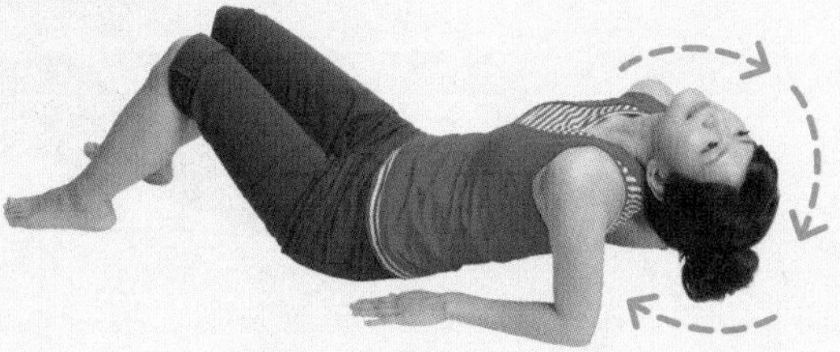

左右邊各做十次

Point

☆頸部前側應有拉伸的感覺，後頸部會微痠，是正常的反應。

☆如果在伸展的過程中感到頭暈，應暫時停下這個動作，仰躺休息，不需要勉強完成。

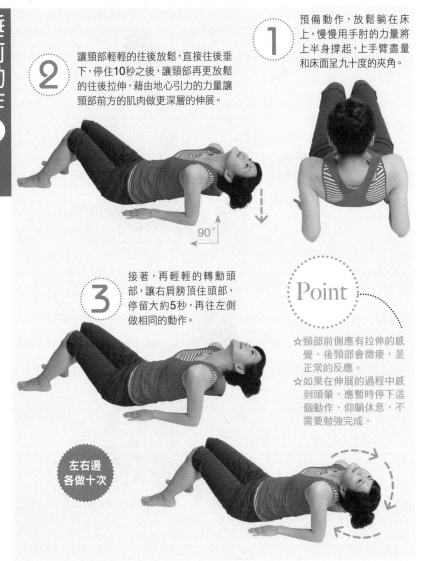

側腰後腿伸展

1 預備動作，坐在地上，右腳伸直左膝蓋彎曲，腰椎挺直。

左右邊各做十次

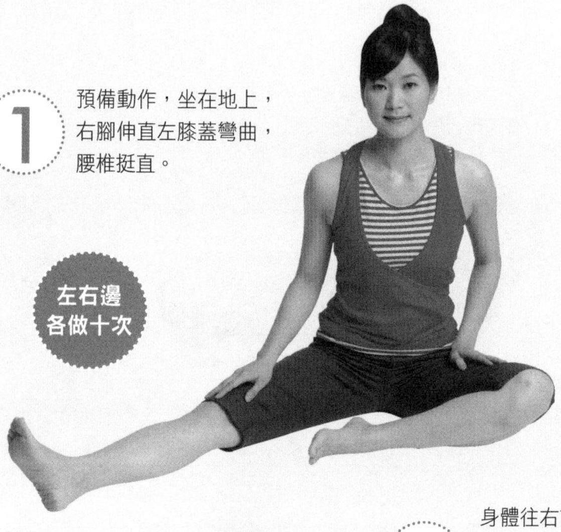

2 身體往右前方彎曲，右手盡量扣住腳趾，停留約30秒。

Point

☆左側身和右腿內側應有伸展開來的感覺，如果柔軟度不夠，可以先從碰到小腿開始做起。

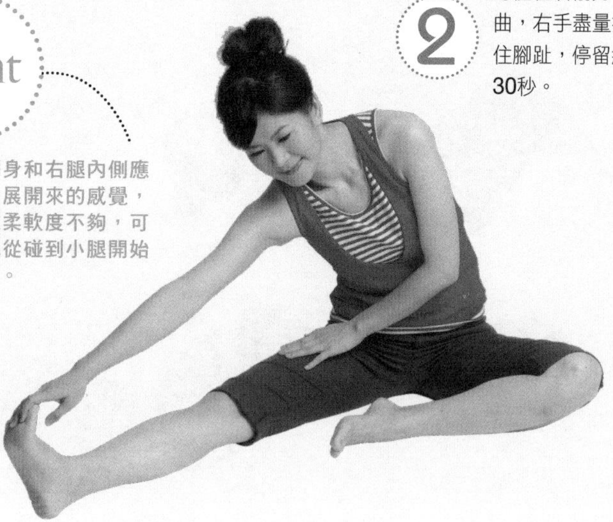

睡前動作 3

腰背伸展

1

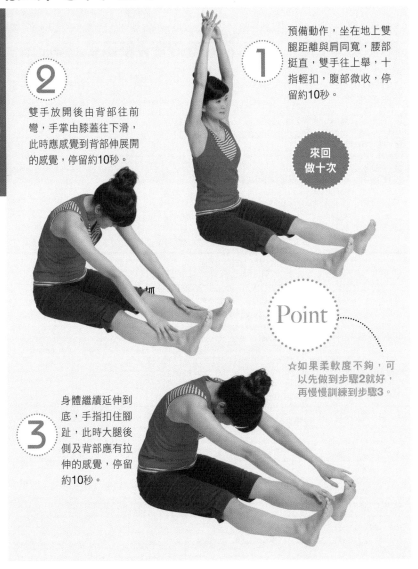

預備動作，坐在地上雙腿距離與肩同寬，腰部挺直，雙手往上舉，十指輕扣，腹部微收，停留約10秒。

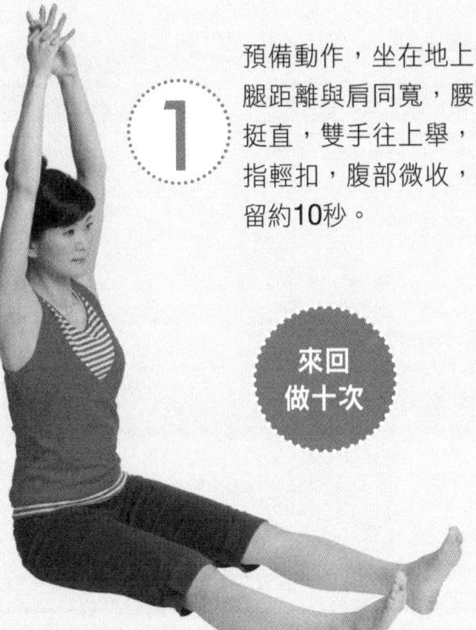

來回做十次

2

雙手放開後由背部往前彎，手掌由膝蓋往下滑，此時應感覺到背部伸展開的感覺，停留約10秒。

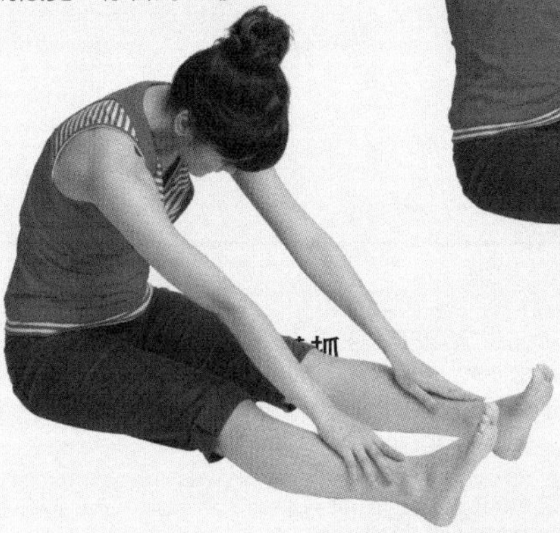

Point

☆如果柔軟度不夠，可以先做到步驟2就好，再慢慢訓練到步驟3。

3

身體繼續延伸到底，手指扣住腳趾，此時大腿後側及背部應有拉伸的感覺，停留約10秒。

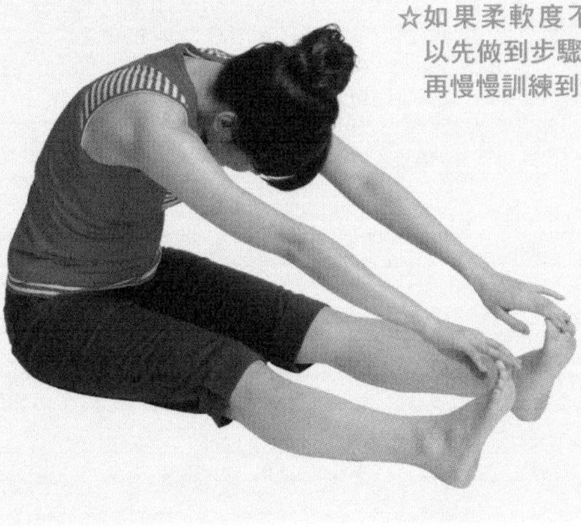

國家圖書館出版品預行編目資料

終結慢性疼痛：史上最有效的脊骨健康書 /
黃如玉著.--初版. -- 臺北市：商周出版：
家庭傳媒城邦分公司發行，2011.11
面；公分. -- (商周養生館；BUD027)
ISBN 978-986-272-053-0（平裝）
1.疼痛醫學　2.神經學
415.942　　　100019778

商周養生館 27X

終結慢性疼痛——史上最有效的脊骨健康書（暢銷改版）

作　　者／黃如玉
企劃選書人／徐藍萍
責 任 編 輯／彭子宸

版　　權／翁靜如、吳亭儀、黃淑敏
行 銷 業 務／張媖茜、黃崇華
總 編 輯／黃靖卉
總 經 理／彭之琬
發 行 人／何飛鵬
法 律 顧 問／台英國際商務法律事務所羅明通律師
出　　版／商周出版
台北市104民生東路二段141號9樓
電話：(02) 25007008　傳真：(02)25007759
E-mail：bwp.service@cite.com.tw
Blog：http://bwp25007008.pixnet.net/blog
發　　行／英屬蓋曼群島商家庭傳媒股份有限公司城邦分公司
台北市中山區民生東路二段141號2樓
書虫客服服務專線：02-25007718、02-25007719
24小時傳真服務：02-25001990、02-25001991
服務時間：週一至週五9：30-12：00；13：30-17：00
劃撥帳號：19863813；戶名：書虫股份有限公司
讀者服務信箱E-mail：service@readingclub.com.tw
香港發行所／城邦（香港）出版集團
香港灣仔駱克道 193 號東超商業中心 1F　E-mail：hkcite@biznetvigator.com
電話：(852) 25086231　傳真：(852) 25789337
馬新發行所／城邦（馬新）出版集團【Cite (M) Sdn Bhd】
41, Jalan Radin Anum, Bandar Baru Sri Petaling,
57000 Kuala Lumpur, Malaysia.
電話：(603) 90578822　傳真：(603) 90576622
Email: cite@cite.com.my

封 面 設 計／何仙玲
版 面 構 成／何仙玲
封面內頁攝影／鍾君賢
內 頁 插 圖／黃建中
印　　刷／中原造像股份有限公司
經　銷　商／聯合發行股份有限公司　電話：(02) 29178022　傳真：(02) 29110053

2011年11月15日初版
2017年07月04日二版一刷　　Printed in Taiwan
定價340元
 ISBN 978-986-272-053-0